中医妇科优势病种诊断及治疗

来玉芹　黄　菊

牛　聪　薛　丹　主编

郝原青　蒋　娟

广西科学技术出版社

·南宁·

图书在版编目（CIP）数据

中医妇科优势病种诊断及治疗 / 来玉芹等主编
. -- 南宁：广西科学技术出版社，2025.4
ISBN 978-7-5551-2097-1

Ⅰ.①中… Ⅱ.①来… Ⅲ.①中医妇科学—诊疗
Ⅳ.① R271.1

中国国家版本馆 CIP 数据核字（2023）第 224109 号

ZHONGYI FUKE YOUSHI BINGZHONG ZHENDUAN JI ZHILIAO
中医妇科优势病种诊断及治疗
来玉芹　黄　菊　牛　聪　薛　丹　郝原青　蒋　娟　主编

责任编辑：李　媛	装帧设计：梁　良
责任校对：夏晓雯	责任印制：陆　弟

出 版 人：岑　刚
出版发行：广西科学技术出版社
社　　　址：广西南宁市东葛路 66 号　　　　　邮政编码：530023
网　　　址：http：//www.gxkjs.com

印　　　刷：广西民族印刷包装集团有限公司

开　　　本：787 mm × 1092 mm　　1/16
字　　　数：213 千字　　　　　　　　　　印　　　张：10
版　　　次：2025 年 4 月第 1 版
印　　　次：2025 年 4 月第 1 次印刷
书　　　号：ISBN 978-7-5551-2097-1
定　　　价：88.00 元

《中医妇科优势病种诊断及治疗》
编委会

主　编：来玉芹　黄　菊　牛　聪

　　　　薛　丹　郝原青　蒋　娟

副主编：谢群和　谢秀梅　凌　沛　钟义惠

　　　　黎　翠　覃彩芳　韦秀玉　林永秀

　　　　韦媛媛　梁冠霜

编　委（以姓氏笔画为序）：

　　　　韦　林　韦玉竹　刘　帅　刘　妍

　　　　李华霞　邱美江　莫小琴　黄文凤

目 录

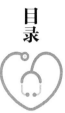

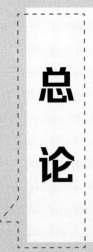

总 论

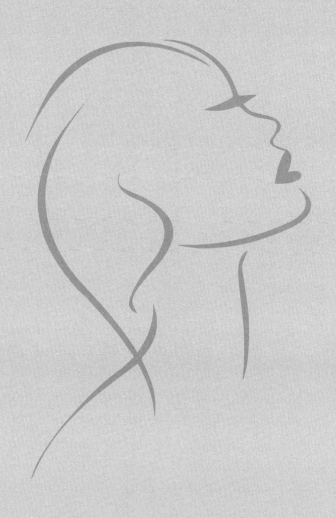

第一章　妇科基础理论

一、西医妇科基础理论

女性一生不同阶段具有不同的生理特征，其中以生殖系统的变化最为显著。

（一）女性一生各阶段生理特点

女性从胎儿形成到衰老是一个渐进的生理过程，也是下丘脑－垂体－卵巢轴（hypothalamic pituitary-ovarian axis，HPO 轴）功能发育、成熟和衰退的过程。女性一生根据其生理特点可分为七个阶段，但这七个阶段并无明显界限，可因遗传、环境、营养等因素影响而有个体差异。

1. 胎儿期

受精卵是由父系和母系来源的 23 对（46 条）染色体组成的新个体，其中 1 对染色体在性发育中起决定性作用，称为性染色体。性染色体 X 和 Y 决定着胎儿的性别，即 XX 合子发育为女性，XY 合子发育为男性。胚胎 6 周后原始性腺开始分化。女性原始性腺分化比男性缓慢，至胚胎 8 ～ 10 周性腺组织才出现卵巢的结构。

2. 新生儿期

出生后 4 周内称新生儿期。女性胎儿在母体内受到胎盘及母体卵巢所产生的雌性激素影响，刚出生时外阴较丰满，乳房略隆起或少许泌乳。出生后脱离母体环境，血中女性激素水平迅速下降，可出现少量阴道流血。这些生理变化短期内均能自然消退。

3. 儿童期

从出生 4 周到 12 岁左右称儿童期。儿童早期（8 岁之前）下丘脑－垂体－卵巢轴的功能处于抑制状态，这与下丘脑、垂体对低水平雌激素（≤ 10pg/ml）的负反馈及中枢性抑制因素高度敏感有关。此期生殖器为幼稚型，表现为子宫小，宫颈较长，约占子宫全长的 2/3，子宫肌层亦很薄；卵巢长而窄，卵泡虽能大量自主生长（非促性腺激素依赖性），但仅发育到窦前期即萎缩、退化，子宫、输卵管及卵巢位于腹腔内。在儿童后期（约 8 岁之后），卵巢形态逐步变为扁卵圆形，子宫、输卵管及卵巢逐渐向盆腔内下降，皮下脂肪在胸、髋、肩部及耻骨前面堆积，乳房亦开始发育，开始显现女性特征。

4. 青春期

青春期是儿童到成人的转变期，也是生殖器官、内分泌、体格逐渐发育至成熟的阶段。世界卫生组织（WHO）规定青春期为 10 ～ 19 岁。

青春期发动通常始于 8 ～ 10 岁，即第二性征出现，并最终获得成熟的生殖功能。青春期发动的时间主要取决于遗传因素。此外，还与居住地的地理位置、体质、营养状况以及心理精神因素有关。

女性青春期第一性征的变化是在促性腺激素作用下，卵巢增大，卵泡开始发育和分泌雌激素，生殖器从幼稚型变为成人型。此时虽已初步具有生育能力，但整个生殖系统的功能尚未完善。除生殖器官以外，其他女性特有的性征（即第二性征）包括音调变高、乳房发育、阴毛及腋毛分布、骨盆横径发育大于前后径，以及胸、肩部皮下脂肪增多等，这些变化呈现女性特征。此外，青春期女孩容易发生较大的心理变化，逐渐出现性意识，情绪和智力发生明显变化，容易激动，想象力和判断力明显增强。

5. 性成熟期

性成熟期，又称生育期，是卵巢生殖功能与内分泌功能最旺盛的时期。一般自 18 岁左右开始，历时约 30 年。此期女性的生殖功能旺盛，卵巢功能成熟并分泌性激素，已建立规律的周期性排卵。生殖器官各部及乳房在卵巢分泌的性激素作用下发生周期性变化。

6. 绝经过渡期

绝经过渡期是指从开始出现绝经趋势直至最后一次月经的时期，可始于 40 岁，历时短至 1 ～ 2 年，长至 10 ～ 20 年。此期卵巢功能逐渐衰退，卵泡数明显减少且易发生卵泡发育不全，因而月经不规律，常为无排卵性月经，最终卵巢内卵泡自然耗竭或剩余的卵泡对垂体促性腺激素丧失反应，导致卵巢功能衰竭，月经永久性停止，称绝经。我国女性平均绝经年龄为 49.5 岁，80% 在 44 ～ 54 岁之间。尽管人均寿命已明显延长，但绝经年龄却变化不大，暗示人类绝经年龄主要取决于遗传。在绝经期由于雌激素水平降低，可出现血管舒缩障碍和神经精神症状，表现为潮热、出汗、情绪不稳定、不安、抑郁或烦躁、失眠等，称为绝经综合征。

7. 绝经后期

绝经后期是指绝经后的生命时期。在早期阶段，虽然卵巢停止分泌雌激素，但是卵巢间质仍能分泌少量雄激素，后者在外周转化为雌酮，是循环中的主要雌激素。一般 60 岁以后女性机体逐渐老化进入老年期。此期卵巢功能已完全衰竭，雌激素水平降低，不足以维持女性第二性征，生殖器官进一步萎缩老化，骨代谢失常引起骨质疏松，易发生骨折。

（二）月经及月经期的临床表现

1. 月经定义

月经是生育期女性重要的生理现象，指伴随卵巢周期性变化而出现的子宫内膜周期性脱落及出血。规律月经的出现是生殖功能成熟的重要标志。月经第一次来潮称月经初潮。月经初潮年龄一般在 13 ～ 14 岁之间，但可能早在 11 岁或迟至 15 岁。15 岁以后月经尚未来潮者应当引起临床重视。月经初潮的早晚主要受遗传因素影响，其他因素如营养、体重亦起着重要作用。近年来，月经初潮年龄有提前趋势。

2. 月经血的特征

月经血呈暗红色，除血液外，还有子宫内膜碎片、宫颈黏液及脱落的阴道上皮细胞。月经血中含有前列腺素及来自子宫内膜的大量纤维蛋白溶解酶。由于纤维蛋白溶解酶对纤维蛋白的溶解作用，月经血不凝，只在出血多或速度快的情况下出现血凝块。

3. 月经的临床表现

正常月经具有周期性。出血的第 1 日为月经周期的开始，两次月经第 1 日的间隔时间称一个月经周期。一般为 21 ～ 35 日，平均 28 日。每次月经持续时间称经期，一般为 2 ～ 8 日，平均 4 ～ 6 日。经量为一次月经的总失血量，正常月经量为 20 ～ 60ml，超过 80ml 为月经过多，少于 20ml 为月经过少。一般月经期无特殊症状，但经期由于盆腔充血以及前列腺素的作用，有些女性出现下腹及腰骶部下坠不适或子宫收缩痛，并可出现腹泻等胃肠功能紊乱症状，少数患者可有头痛及轻度神经功能紊乱的症状。

（三）月经周期的调节

月经周期的调节是一个非常复杂的过程，主要涉及下丘脑、垂体和卵巢。下丘脑分泌促性腺激素释放激素（gonadotropin-releasing hormone，GnRH），通过调节垂体促性腺激素的分泌，调控卵巢功能。卵巢分泌的性激素对下丘脑 - 垂体又有反馈调节作用。下丘脑、垂体与卵巢之间相互调节、相互影响，形成一个完整而协调的神经内分泌系统，称为下丘脑 - 垂体 - 卵巢轴。除下丘脑、垂体和卵巢激素之间的相互调节外，抑制素 - 激活素 - 卵泡抑制素系统也参与对月经周期的调节。HPO 轴的神经内分泌活动受到大脑高级中枢的影响，其他内分泌腺与月经亦有关系。

1. 月经周期的激素分泌

（1）下丘脑促性腺激素释放激素。

下丘脑是 HPO 轴的启动中心，GnRH 的分泌受垂体促性腺激素和卵巢性激素的反馈调节，包括起促进作用的正反馈和起抑制作用的负反馈调节。反馈调节包括长反馈、短反馈和超短反馈三种。长反馈指卵巢分泌到循环中的性激素对下丘脑的反馈作用；短反馈是指垂体激素对下丘脑 GnRH 分泌的负反馈调节；超短反馈是指 GnRH 对其本身合成的负反馈调节。这些激素反馈信号和来自神经系统高级中枢的神经信号一样，通过多种神经递质（包括去甲肾上腺素、多巴胺、β- 内啡肽、5- 羟色胺和褪黑激素等）调节 GnRH 的分泌。去甲肾上腺素促进 GnRH 的释放，内源性阿片肽抑制 GnRH 的释放，多巴胺对 GnRH 的释放则具有促进和抑制双重作用。

（2）腺垂体生殖激素。

腺垂体（垂体前叶）分泌的直接与生殖调节有关的激素有促性腺激素和催乳素。腺垂体的促性腺激素细胞分泌卵泡刺激素（FSH）和黄体生成素（LH）。

FSH 是卵泡发育必需的激素，主要生理作用：①直接促进窦前卵泡及窦卵泡颗粒细胞增殖与分化，分泌卵泡液，使卵泡生长发育；②激活颗粒细胞芳香化酶，合成与分泌雌二醇；③在前一周期的黄体晚期及卵泡早期，促使卵巢内窦卵泡群的募集；④促使颗粒细胞合成分泌胰岛素样生长因子（IGF）及其受体、抑制素、激活素等物质并与这些物质协同作用，调节优势卵泡的选择与非优势卵泡的闭锁退化；⑤在卵泡期晚期与雌激素协同，诱导颗粒细胞生成 LH 受体，为排卵及黄素化做准备。

LH 的生理作用：①在卵泡期刺激卵泡膜细胞合成雄激素（主要是雄烯二酮），为雌二醇的合成提供底物；②排卵前促使卵母细胞最终成熟及排卵；③在黄体期维持黄体功能，促进孕激素、雌二醇和抑制素 A 的合成与分泌。

催乳素（PRL）是由腺垂体的催乳细胞分泌的多肽激素，具有促进乳汁合成功能。其分泌主要受下丘脑释放入门脉循环的多巴胺抑制性调节。由于多巴胺与 GnRH 对同一刺激或抑制作用常同时发生效应，当 GnRH 的分泌受到抑制时，可出现促性腺激素水平下降，而 PRL 水平上升的情况，临床表现为闭经泌乳综合征。另外，促甲状腺激素释放激素（TRH）能刺激 PRL 的分泌，当 TRH 升高时，可使一些甲状腺功能减退的女性出现泌乳现象。

（3）卵巢性激素的反馈作用。

卵巢分泌的雌激素、孕激素对下丘脑和垂体具有反馈调节作用。雌激素对下丘脑产生负反馈和正反馈两种作用。在卵泡期早期，一定水平的雌激素负反馈作用于下丘脑，抑制 GnRH 释放，并降低垂体对 GnRH 的反应性，从而实现对垂体促性腺激素脉冲式分泌的抑制。在卵泡期晚期，随着卵泡的发育成熟，当雌激素的分泌达到阈值（≥ 200pg/ml）并维持 48h 以上时，雌激素即可发挥正反馈作用，刺激 LH 分泌高峰。在黄体期，雌激素协同孕激素对下丘脑有负反馈作用。在排卵前，低水平的孕激素可增强雌激素对促性腺激素的正反馈作用。在黄体期，高水平的孕激素对促性腺激素的脉冲分泌产生负反馈抑制作用。

2. 月经周期的调节机制

在一次月经周期的黄体萎缩后，雌激素、孕激素和抑制素 A 水平降至最低，解除对下丘脑和垂体的抑制，下丘脑又开始分泌 GnRH，使垂体 FSH 分泌增加，促进卵泡发育，分泌雌激素，子宫内膜发生增殖期变化。随着雌激素逐渐增加，其对下丘脑的负反馈增强，抑制下丘脑 GnRH 的分泌，加之抑制素 B 的作用，使垂体 FSH 分泌减少。随着卵泡逐渐发育，接近成熟时卵泡分泌的雌激素在 200pg/ml 以上，并持续 48h，即对下丘脑和垂体产生正反馈作用，形成 LH 和 FSH 峰，两者协同作用，促使成熟卵泡排卵。

排卵后循环中 LH 和 FSH 均急剧下降，在少量 LH 和 FSH 的作用下，黄体形成并逐渐发育成熟。黄体主要分泌孕激素，也分泌雌二醇，使子宫内膜发生分泌期变化。排卵后第 7～第 8 日循环中孕激素达到高峰，雌激素亦达到又一高峰。由于大量孕激素和雌激素以及抑制素 A 的共同负反馈作用，垂体 LH 和 FSH 分泌相应减少，黄体开始萎缩，雌激素、孕激素分泌减少，子宫内膜失去性激素支持，发生剥脱而月经来潮。雌激素、孕激素和抑制素 A 的减少解除了下丘脑和垂体的负反馈抑制，FSH 分泌增加，卵泡开始发育，下一个月经周期重新开始，如此周而复始。

月经周期主要受 HPO 轴的神经内分泌调控，同时也受抑制素－激活素－卵泡抑制素系统的调节，其他腺体内分泌激素对月经周期也有影响。HPO 轴的生理活动受到大脑皮层神经中枢的影响，如外界环境、精神因素等均可影响月经周期。大脑皮层、下丘脑、垂体和卵巢任何一个环节发生障碍，都会引起卵巢功能紊乱，导致月经失调。

二、中医妇科基础理论

只有从中医的角度认识女性的生理特点及其产生的机理，才能知常达变，有效地通过中医药防治经、带、胎、产、杂病。

（一）月经生理特点

月经是指有规律的周期性的子宫出血，月月如期，经常不变，故有"月信""月事""月水"之称，以示月经有"月节律"的周期性。月经是女性最显著的生理特点，月经初潮标志着青春期的到来，已初具生殖功能。初潮后 30～35 年间，一般每月行经一次，信而有期。李时珍《本草纲目·妇人月水》中指出："女子，阴类也，以血为主，其血上应太阴，下应海潮，月有盈亏，潮有朝夕，月事一月一行，与之相符，故谓之月水、月信、月经。经者，常也，有常轨也。"张景岳《妇人规·经脉类》也说："月以三旬而一虚，经以三旬而一至，月月如期，经常不变，故谓之月经，又谓之月信。"

1.月经产生的机理

月经的产生，是女子发育成熟后，脏腑、天癸、气血、经络协调作用于胞宫的生理现象。《素问·上古天真论》曰："女子七岁，肾气盛，齿更发长；二七而天癸至，任脉通，太冲脉盛，月事以时下，故有子。"《妇人大全良方》指出"妇人以血为基本"。《女科撮要》也说"夫经水，阴血也，属冲任二脉主，上为乳汁，下为月水"。这是对月经产生机理的基本阐释。因此，月经产生的机理，需运用中医学的基础理论，从脏腑、天癸、气血、冲任督带、胞宫与月经的关系进行阐述。

（1）脏腑与月经。

五脏的功能是化生和贮藏精、气、血、津液，六腑的功能是受盛和传化水谷，脏腑互为表里。五脏之中，肾藏精，肝藏血，脾生血，心主血，肺主气，气帅血，在月经产生中各司其职。如肾气旺盛，使天癸泌至，任通冲盛；肝血充足，气机条达，血气调畅；脾胃健运，则血海充盈，血循常道。月经的产生，肾起主导作用，与肝、脾关系尤为密切。

（2）天癸与月经。

天癸，男女皆有，是肾精肾气充盛到一定程度时体内出现的具有促进人体生长、发育和生殖的一种精微物质。天癸来源于先天，为先天之阴精，藏之于肾，受后天水谷精气的滋养而逐渐趋于成熟泌至，此后又随肾气的虚衰而竭制。如马玄台注释《素问》时说："天癸者，阴精也。盖肾属水，癸亦属水，由先天之气蓄极而生，故谓阴精为天癸也。"《类经》中指出："天癸者，言天一之阴气耳，气化为水，名曰天癸……其在人身，是为元阴，亦曰元气""第气之初生，真阴甚微，及其既盛，精血乃旺，故女必二七，男必二八而后天癸至。天癸既至，在女子则月事以时下，在男子则精气溢泻，盖必阴气足而精血化耳。"这说明天癸源于先天，藏之于肾，在肾气旺盛时期，肾中真阴不断充实，在后天水谷之精的滋养下化生并成熟泌至。对女性来说，"天癸至"，则"月事以时下，故有子""天癸竭，地道不通，故形坏而无子也"，说明它使任脉所司的精、血、津液旺盛、充沛、通达，并使冲脉在其作用下，广聚脏腑之血而血盛，冲任二脉相资，血海满溢，月经来潮。《血证论》曰："故行经也，必天癸之水至于胞中，而后冲任之血应之，亦至胞中，于是月事乃下。""七七"之年后，又随肾气的虚衰而天癸竭，导致经断，形坏而无子。故天癸主宰月经的潮与止。天癸是"肾主生殖"的精微物质与功能的统一体。

（3）气血与月经。

女性以血为基本，月经的主要成分是血。然气为血之帅，血为气之母，血赖气的升降出入运动而周流。气血均来源于脏腑。气血和调，经候如常。气血"和调五脏，洒陈六腑""灌溉一身"，维系机体脏腑、经络的正常生理功能，也是脏腑、经络在月经产生中行使功能活动的基础。

（4）经络与月经。

经络是运行全身气血，联络脏腑形体官窍，沟通上下内外，感应传导信息的通路系统。与妇女的生理、病理关系最大的是肾、肝、脾三经，尤其是奇经八脉中的冲、任、督、带。其生理功能主要是通过起源、循行路线和各自的功能对十二经脉气血运行起蓄溢和调节作用，并联系子宫、脑、髓等奇恒之腑发挥作用。

（5）子宫与月经。

在肾、天癸的调节下，冲任二脉广聚脏腑之精、血、津液，受督带调约，协调作用于胞宫。胞宫主司子宫，子宫为血海，血海由盛而满，由满而溢；子宫主行月经，血溢子宫，月经来潮。

2. 月经周期

月经具有周期性、节律性，是女性生殖生理过程中肾阴阳消长、气血盈亏规律性变化的体现。月经有行经期、经后期、经间期、经前期4个不同时期的生理节律。现以28天为一月经周期阐述如下：

（1）行经期：周期第1至第4天，子宫血海由满而溢，泻而不藏排出经血；月经来潮既是本次月经的结束，又是新周期开始的标志，呈现"重阳转阴"特征。

（2）经后期：周期第5至第13天，指月经干净后至经间期前，此期血海空虚渐复，子宫藏而不泻，呈现阴长的动态变化。阴长，是指肾水、天癸、阴精、血气等渐复至盛，是重阴状态。重阴，是指月经周期阴阳消长节律中的阴长高峰时期。

（3）经间期：周期第14至第15天，也称氤氲之时，或称"的候""真机"期（即西医所称的"排卵期"）。此期正值两次月经中间，故称之为经间期，是重阴转阳、阴盛阳动之际，正是种子之的候。

（4）经前期：周期第15至第28天，即经间期之后，此期阴盛阳生渐至重阳。重阳，是指月经周期阴阳消长节律中阳生的高峰时期，此时阴阳俱盛，以备种子育胎。若已受孕，精血聚以养胎，月经停闭不潮；如未受孕，阳盛则开，去旧生新，血海由满而溢泻，月经来潮，又进入下一个周期。

月经周期中4个不同时期的循环往复，周而复始，形成了月经周期的月节律。月经各期中阴阳转化及气血盈亏变化的规律，是指导调经的基础理论之一。

3. 绝经机理

《素问·上古天真论》提出："女子七七，任脉虚，太冲脉衰少，天癸竭，地道不通，故形坏而无子也。""七七"之年，肾气虚，三阳脉衰，任虚冲衰，天癸竭，最终导致自然绝经。

（二）带下生理特点

带下是健康女性从阴道排出的一种黏液，无色透明如蛋清样，或黏而不稠如糊状，其量适中，无腥臭气，称生理性带下，俗称"白带"。如《沈氏女科辑要笺正》引王孟英说："带下，女子生而即有，津津常润，本非病也。"

带下属津液。津液广泛存在于脏腑、形体、官窍等器官的组织之内和组织之间，起着滋润、濡养作用，也是维持人体生命活动的基本物质之一。津和液虽不尽相同，但津和液同源而互生，故常津液并称。就生理性带下的性状（黏而不稠，流动性小）和作用（濡养）而言，带下属液为多，故又称"带液""阴液"。

随着肾气和天癸的调节，女性一生中带下呈现不同的变化。青春期前肾气未盛，天癸未至，带下量少；十四岁左右，肾气盛，天癸至，带下明显增加；青春期肾气平均，发育成熟，带下津津常润。在经间期，重阴转阳，带下的量增多，质清晶莹而透明，具有韧性可拉长。妊娠期，阴精下聚冲任、子宫以养胎，带下略多而稠厚。绝经前后，肾气渐虚，天癸渐竭，真阴渐亏，带下减少，阴中失润，显示带下随肾气的盛衰和天癸至与竭而变化，在一定程度上反映了女性的生殖生理状况的一个侧面。

带下润泽胞宫、阴道、外阴，提示种子之的候，反映阴液的充盛与亏虚。

（三）妊娠生理特点

妊娠是从受孕至分娩的过程。"两神相搏，合而成形"是妊娠的开始，"十月怀胎，一朝分娩"是妊娠的结束。

1. 妊娠机理

早在《周易》已经认识到"男女媾精，万物化生"创造人的生命。《女科正宗·广嗣总论》载"男精壮而女经调，有子之道也"，概括了受孕的条件。男精壮包括正常的性功能及正常的精液；女经调包括正常的月经及排卵等。对于受孕的时机，《证治准绳·女科·胎前门》引袁了凡言则一语道破"凡妇人一月经行一度，必有一日氤氲之候，于一时辰间，……此的候也。……顺而施之，则成胎矣"。由此可见，受孕的机理在于男女肾气充盛，天癸成熟，任通冲盛，精壮经调，适时和合，便成胎孕。胎孕在脏腑、天癸、气血、冲任的协调和滋养下，蕴藏在"子处"即子宫内逐渐发育成熟至足月分娩。

2. 妊娠生理现象

（1）月经停闭：生育期有性生活史的健康女性，月经一贯正常而突然停经，首先应考虑妊娠，宜作相关检查以助诊。妊娠后，阴血下聚冲任、子宫以养胎，上营乳房以化乳，子宫藏精气而不泻，月经停闭不潮。

（2）早孕反应：常出现胃纳不畅或不思饮食或恶心欲呕、择食。孕后气血下注子宫以养胎，机体气血相对不足，则易出现倦怠、思睡、头晕等不适。一般不影响工作，3个月内逐渐消失。

（3）妊娠滑脉：是中医候胎重要依据之一。早在《素问·阴阳别论》就指出："阴搏阳别，谓之有子。"尺脉候肾，肾藏精主生殖，妊娠以后，肾旺荫胎，故肾脉应指有力。《胎产心法》说："凡妇人怀孕，其血留气聚，胞宫内实，故尺阴之脉必滑数。"妊娠脉，轻取流利，中取鼓指，重按不绝。但若肾气虚弱，气血不足，或年岁已高的女性有孕，滑脉常不明显。若精血不足者，孕后可出现沉涩或弦细脉。因而切脉固可作为妊娠诊断之助，但必须结合临床表现及妊娠检查方能确诊。

（4）乳房变化：乳房自孕早期开始增大、发胀，乳头增大变黑易勃起，乳晕加大变黑。如《生生宝录》云："妇人乳头转黑，乳根渐大，则是胎矣。"

（5）子宫增大：孕后子宫变化最大。早孕40多天，可扪及子宫增大变软，子宫颈呈紫蓝色而质软。妊娠8周时，子宫增大如非孕时的2倍。妊娠12周，子宫增大如非孕时的3倍，可在耻骨联合上方触及。

（6）下腹膨隆：妊娠3个月以后，宫底随妊娠进展逐渐增高。手测子宫底高度可候胎之长养。

（7）胎动胎心：胎儿在于宫内冲击子宫壁的活动称胎动。一般在妊娠4个月开始自觉有胎动，有时在腹诊时可以触及或看见胎动。孕5个月后，可用一般听诊器在孕妇腹壁听到胎心。

（8）胎体：妊娠20周后可经腹壁触及子宫内的胎体。随妊娠进展，胎体各部分日益明显，可通过四步触诊查清胎儿在子宫内的位置。

每次妊娠一般一胎。一孕二胎者称"双胎"或"骈胎"，一孕三胎者称"品胎"。

（四）分娩、产褥生理特点

产育包括分娩、产褥和哺乳，是与女性生育密切相关的3个阶段。由于哺乳颇具女性生理特点，另列讨论。

妊娠全程40周，即280天。现代推算预产期的公式：从末次月经的第一天算起，月数加9（或减3）日数加7。妊娠早期进行超声检查时，还应根据超声结果复核预产期。

1. 分娩

分娩是指成熟胎儿和胎衣从母体全部娩出的过程。分娩过程的处理，属专科性很强的产科，必须对临产、正产以及影响正产的因素有所了解。

（1）临产先兆。

在分娩发动前数周，孕妇可出现一些临产先兆征象。

①释重感：妊娠末期胎头入盆后，孕妇骤然释重，呼吸变得轻松，但可能感到行走不便和尿频。《胎产心法》载："临产自有先兆，须知凡孕妇临产，或半月数日前，胎腹必下垂，小便多频数。"

②弄胎（假临产）：《医宗金鉴·妇科心法要诀》云："若月数已足，腹痛或作或止，腰不痛者，此名弄胎。"即在产程正式发动的前段时间内，可出现间隔与持续时间不恒定、强度不增加的"假阵缩"，有的产妇感到痛苦不适甚至喊叫，影响休息和饮食，有时与真阵缩难以鉴别，临床上应仔细观察以区分真假。

（2）正产征象。

①见红：接近分娩发动或分娩已发动时，阴道分泌少量血性分泌物和黏液。如果血量多，则应考虑有无异常情况。

②阵痛：从有规律的宫缩开始至宫口开全的腹部阵发性疼痛，称阵痛。开始时阵痛间隔时间约 15min，逐渐缩短为 5～6min，最后为 2～3min，持续 30s 以上，这一现象称开口期，分娩正式发动。《十产论》云"正产者，盖妇人怀胎十月满足，阴阳气足，忽腰腹作阵疼痛，相次胎气顿陷，至于脐腹，疼痛极甚，乃至腰间重痛，谷道挺进，继之浆破血出，儿遂自生"，即指此阶段的表现。

③离经脉：临产时可打得产妇中指本节有脉搏跳动，称为离经脉。《产孕集》认为"尺脉转急，如切绳转珠者，欲产也"，说明尺脉转急是临产的征兆之一。《脉经》指出"妇人欲生，其脉离经。夜半觉，日中则生也"，可见离经脉具有一定的参考价值。

（3）影响分娩的因素。

分娩能否顺利，取决于产力、产道、胎儿、精神因素四者的相互协调。若产力异常，如宫缩过频、过短、过强、过弱或失去节律；或胎儿发育异常、胎位异常；或产道异常；产妇的精神状态，均可影响分娩的进程，造成难产。除此以外，还有一些因素也能直接或间接地影响分娩顺利进行，如产妇的素体状态、年龄、产次、分娩间隔，以及胎盘的大小、破膜过早均在一定程度上影响分娩，易发生并发症。《达生篇》总结出临产六字真言"睡、忍痛、慢临盆"，对产妇的顺利分娩具有一定指导意义。

2.产褥

分娩结束后，产妇逐渐恢复到孕前状态，一般需 6～8 周，此期称为"产褥期"，又称"产后"。产后 1 周称"新产后"，产后 1 月称"小满月"，产后百日称"大满月"，即所谓"弥月为期""百日为度"。由于分娩时产创、出血和产程中用力耗气，产妇气血骤虚，新产后可出现畏寒怕冷、微热多汗等虚象；又分娩后子宫缩复而有腹痛及排出余血浊液等瘀候，故产褥期的生理特点是多虚多瘀。国内学者进行的相关研究，基本证实了分娩后产妇存在虚、瘀的状态，服用补虚化瘀生化汤加减的中药复方，虚、瘀状态明显改善，能促进产褥生理修复。

恶露是产后自子宫排出的余血浊液，先是暗红色的血性恶露，一般持续 3～4 天；后颜色渐变淡红，量由多渐少，称为浆液性恶露，一般持续 7～10 天；继后渐为不含血色的白恶露，一般持续 2～3 周干净。如果血性恶露持续 10 天以上仍未干净并有臭味，应考虑子宫修复不良或感染，当及时诊治。

（五）哺乳生理特点

顺产者，产后 30min 即可在产床上首次哺乳，令新生儿吮吸乳头，以刺激乳头尽早泌乳，促进母体宫缩，减少产后出血。提倡实行母婴同室，建立母子亲密的感情，并让婴儿吸吮免疫价值高的初乳，增强抗病能力，促进胎粪排出。推荐母乳喂养，按需哺乳，废弃定时哺乳，指导正确的哺乳方法。

乳汁由精、血、津液所化，赖气以行。如《景岳全书·妇人规》说："妇人乳汁，乃冲任气血所化。"精、血、津液充足，能化生足够的乳汁哺养婴儿，哺乳次数应按需供给。哺乳时间一般以 8 个月为宜。3 个月后婴儿可适当增加辅食。哺乳期大多月经停闭，少数也可有排卵，月经可来潮，故要采取工具避孕法避孕。断乳以产后 8～10 个月为宜。必须指出的是，在停止哺乳后，必要时可用药物回乳，以免长期溢乳发生月经病、乳病。

（郝原青　来玉芹）

<h1 style="text-align:center">第二章　中医妇科外治疗法理论基础</h1>

一、辨证论治理论

中医妇科外治必须坚持以中医理论为指导，严格遵循辨证论治的原则。辨证有五："审阴阳，二交四时五行，三求病机，四度病情，五辨病形。精于五者，方可辨证分明。"辨证就是分析疾病的矛盾特性，就是运用望、闻、问、切四诊，全面了解患者的症状和体征，进行分析、综合、归纳，弄清疾病发生的原因、部位、性质、轻重程度、范围大小及其发展趋势，从而确定疾病的实质。"论治"就是根据对疾病本质的认识，结合患者所处的环境及个体的具体情况，因人因时制宜地选择适当的方法进行治疗。

二、综合外治方法

疾病的过程，是个复杂的正邪斗争的过程。某些疾病，并非一法所能取效。因此，应用外治法，强调内病外治，就必须掌握综合治疗的方法。古人治病，一针、二熨、三服药，既指出了治法选用的先后，也指出了综合治疗的必要性。

1.外治诸法联用

外治方法很多，可依据病情急缓、病程长短、疾病难易适当联用。如产后晕厥，首先施以手法急掐人中穴，然后进行针刺并用艾灸。如效果不明显，再用开关散吹鼻取嚏，以助其治愈。

2.传统外治技术与现代技术相结合

传统的外治技术，如刮痧、挑治、割治、火针、导药等很多技艺，可与现代技术进行有机结合，不仅能使传统技术得以继承，还能利用现代科学技术使之更大发挥，二者结合起来用于外治，如中药离子导入、冷冻、针灸等，可使适应证范围扩大，疗效更佳。

3.外治与内治结合

妇科某些病证是用外治以"急则指标"，亦应与内治法结合以"缓则治本"，这里并不排除外治法也有标本兼治之意。如有人用耳压法治疗闭经，认为可疏肝理气，促进月经来潮。但也须辅以中药内服，方能治其根本，巩固疗效。因此，临证用法应视病情而定。

三、中医妇科常用外治方法

（一）针刺疗法

针刺疗法是采用不同针具刺激体表穴位，激发精气，调整人体功能，达到防治疾病的目的。针刺疗法的方法多样，诸如毫针、耳针、头针、颈针、火针、手针、足针等。近年来，针刺疗法与其他治法相结合，又创造出许多新的针法，如针刺与电刺激相结合而成为电针疗法、与药液相结合而成为水针疗法等。

1. 适应证

针刺疗法适用于月经失调、崩漏、痛经、闭经、不孕症、盆腔炎、产后晕血、子宫肌瘤、产后小便不通、产后大便难、产后身痛等多种妇科疾病。

2. 操作方法

根据患者疾病的性质、部位，分别选取针刺方法；然后将针刺的部位进行严格消毒，同时消毒针具，依其相应的针刺方法进行治疗。

3. 疗法作用

针刺法就是采用针法作用于经络、腧穴，通过经气的作用疏通经络，调理气血，治愈疾病。经络气血虚弱、脏腑功能减退者，属虚证，治宜补虚疏经；经络气血偏盛、脏腑功能亢进者，属实证，治宜活血通络；经络气血逆乱者，或因气血偏盛偏衰，或因脏腑功能失调，均可据其虚实而调之。现代研究表明，针刺某些穴位，可以增强机体的免疫功能，对细胞免疫和体液免疫均有促进作用。针刺对正常人或患者均可使白细胞吞噬能力显著增强。此外，针刺足三里穴还可以引起硫氢基酶系含量增高，硫氢基为机体进行正常营养代谢所必需，对机体抗病能力有重要作用。

4. 注意事项

（1）应准确选定所需穴位和压痛点及阳性反应点，以免影响效果。局部针刺也应严格执行无菌操作。

（2）患者过于饥饿、疲劳或精神过度紧张时，不宜立即行针；体质瘦弱、气血亏虚者，针刺手法不宜过强，尽量采用卧位。

（3）女性怀孕 3 个月以内者，不宜针刺小腹部腧穴；怀孕 3 个月以上者，不宜针刺腹部、腰骶部腧穴；三阴交、合谷、昆仑、至阴等通经活血腧穴，在怀孕期间亦禁刺；除非为了调经，否则女性行经期也不宜针刺。

（4）皮肤有感染、溃疡、瘢痕，或肿瘤部位，不宜针刺。

（5）对胸、背、腰、胁、腹部脏器所居之处的穴位，不宜直刺、深刺，须严格掌握进针的深度、角度和方向，以防刺伤内脏。

（6）针刺腹部穴位时，须注意是否有胆囊肿大、尿潴留、肠粘连等病变，应采取适当的针刺方向、角度和深度，以免误伤。

（二）灸法

运用艾叶等药物燃烧所产生的温度，对穴位或病位进行熏烤、烧灼，以达到治疗疾病目的的方法，称为灸法。

1. 适应证

灸法适用于月经不调、崩漏、闭经、痛经、经行泄泻、经行浮肿、经行身痛、子宫颈炎、盆腔炎、外阴白色病变、阴痒、子宫脱垂、子宫内膜异位症、阴冷、盆腔淤血综合征、先兆流产、妊娠恶阻、胎位不正、妊娠肿胀、妊娠小便不通、难产、胎死不下、胎盘滞留、产后腹痛、产后大便难、产后小便不通、产后小便频数不禁、产后身痛、恶露不绝、产后血晕、产后出血、产后头痛、乳癖、缺乳、回乳、子宫肌瘤、妇产科腹部手术后肠粘连、更年期综合征等疾病。

2. 操作方法

灸法可以分为艾灸法和非艾灸法两大类，其中艾灸法包括艾炷灸法、艾条灸法、温针灸法等。在艾灸法中，又可分为将艾炷直接放置于皮肤施灸的直接灸法和先将药物放在皮肤上，再将艾炷放在药物上施灸的间接灸法。非艾灸法最常用的是灯火灸法，灯火灸法是用灯芯草蘸油点燃后快速按在穴位上进行焠烫的方法。

3. 疗法作用

利用某种易燃材料和某种药物，以烧灼、熏熨和贴敷腧穴或患处，并借其温热性或化学性以刺激经络穴位，调整人体生理功能的平衡，进而达到温通血脉、引导气血运行的治疗目的。根据病情辨证取穴，可以调补脾胃及冲任之气。

4. 注意事项

（1）施灸时，保持空气流通，保证一定室温。醉酒或大劳、大饥大饱时，不宜施灸。

（2）对于晕灸者，要及时处理，停火施灸，仰卧，头放低，喝温开水。若症状不减，再刺人中、少商、合谷、足三里穴。

（3）艾炷直接灸或灯火灸后局部要保持干燥、清洁，贴好药膏，定期换药处理，以防感染。

（4）艾炷直接灸或灯火灸与患者皮肤直接接触，施灸时刺激性较大，对皮肤会有灼伤，故体质虚弱者、急性热性病者、老年人慎用，额面部位禁灸。

（5）艾灸时间以一壮 3～5min 为宜，最长 10～15min。

（6）施灸后，局部皮肤出现微红灼热，属正常现象，无须处理，可自行消失。若出现水疱，小者可自行吸收，大者可用消毒毫针刺破，放出水液，再涂以獾油或甲紫，并以消毒纱布包敷。

（7）瘢痕灸后，可在局部敷以消毒敷料，防止摩擦，预防感染，保护痂皮。

（8）并发感染，灸疮有黄绿色脓液或有渗血现象时，可用消炎药膏或玉红膏涂敷。

（9）颜面、五官和有大血管的部位，不宜采用瘢痕灸；孕妇的腰腹部也不宜施灸。

（三）推拿疗法

借医者或患者的手在体表的某一部位或特定的经络穴位上运用手法进行治病的方法，称为按摩法，又称推拿法。

按摩可以分为传统按摩法及足穴按摩、手穴按摩、耳穴按摩等方法。各种不同的按摩方法有其特定的穴位或区域，根据不同疾病选择治疗部位。

1. 适应证

推拿疗法适用于月经不调、崩漏、闭经、痛经、经期头痛、子宫颈炎、阴痒、阴痛、盆腔炎、子宫脱垂、盆腔淤血综合征、子宫内膜异位症、先兆流产、恶阻、胎位不正、妊娠小便不通、妊娠下肢抽搐、子悬、子嗽、难产、产后腹痛、产后大便难、产后小便不通、产后小便频数不尽、产后身痛、恶露不绝、产后血晕、产后发热、产后痉证、乳痈、乳癖、缺乳、回乳、妇产科腹部手术后肠粘连、卵巢肿瘤、子宫肌瘤、不孕症、更年期综合征、脏躁等疾病。

2. 操作方法

按摩的手法有许多种，常用的包括按法、摩法、推法、拿法、揉法、捏法、拍法、击法、滚法、扳法、拉法、振法、摇法、理法、切法、点法、捻法、搓法、踩法、摸法、扣法、扭法、抓法、抖法、揪法、搔法、握法、持法、挪法、弹法、拔法、刮法等。根据疾病的需要，选择不同的手法。

3. 疗法作用

按摩能行气活血，化瘀消滞，健脾益肾，疏肝养血，通调冲任。推拿以手法为主，从体表施治，以人疗人之法，勿药勿针，免受针药之苦；具有特殊的优越性，舒适、安全、副作用小，而且疗效显著，对某些病症具有特殊的疗效，为其他疗法所不及。按摩具有疏经通络、促进气血运行、调整脏腑功能、润滑关节、增强人体抗病能力等作用。一是使局部血管扩张，促进血液和淋巴液等循环，以改善局部组织的营养状态，促进新陈代谢及滞留体液或病理渗出物的吸收；二是诱导深部组织的血液流向体表，或使一部分血液瘀滞于局部，或使深部组织充血，以降低体内或其他部位的充血现象，促进病理产物的消散；三是调节肌肉机能，增强肌肉的弹性、张力和耐久性，缓解病理紧张并促进排出有毒代谢产物；四是影响神经机能，使其兴奋或镇静，振奋精神或解除疲劳，从而达到治疗的目的。如足部按摩治疗，通过刺激足部的有关反射区和穴位，可调节脏腑气血。

4. 注意事项

（1）在选择体位时，应既有利于患者的舒适和肌肉放松，又有利于医生操作。一般是颜面、胸腹和四肢前侧操作时，采用仰卧位，头面部和四肢操作时也可采用端坐位；背腰臀部和四肢后侧操作时，采用俯卧位；颈项和肩部病变可采用端坐位；臀部和下肢外侧操作时，采用侧卧位。

（2）在进行手法操作时，要全神贯注，以防意外。

（3）冬季要注意保暖，夏季要注意空气流通，以防感冒或中暑。

（4）孕妇在按摩腰与下腹部位时，要慎重，以免导致先兆流产、流产或早产。

（5）对于感染性疾病，当采用推拿疗法未能控制时，需要及时选用其他治疗方法，以免贻误病情。

（四）拔罐疗法

拔罐疗法是以罐为工具，利用燃火、抽气等方法排除罐内空气，造成负压，使之吸附于腧穴或应拔部位的体表，使局部皮肤充血、瘀血，以达到防治疾病目的的方法。拔罐法，或称吸筒疗法，起初主要为外科治疗疮疡时，用来吸血排脓；随着医疗经验的不断积累，不仅火罐的材料和拔罐的方法已有改进和发展，而且治疗的范围也逐渐扩大，并且经常与针刺配合使用。

1. 适应证

拔罐疗法适用于月经不调、闭经、痛经、经行情志异常、经前面部痤疮、经行风疹、经行身痛、带下病、外阴炎、阴肿、阴痒、外阴白斑、宫颈炎、盆腔炎、子宫内膜异位症、胎死不下、产后腹痛、产后身痛、产后头痛、产后小便不通、产后小便频数不尽、产后腹泻、产后大便难、产后不寐、子宫肌瘤、乳房痛、人工流产后宫腔粘连、放环后诸症、妇产科腹部术后肠胀气、术后肠粘连、术后尿潴留、不孕症、梅核气、脏躁、更年期综合征等疾病。

2. 操作方法

罐的种类很多，目前常用的罐有 3 种：竹罐、玻璃罐和抽气罐。罐的吸附方法是排空罐内的空气，使之产生负压而吸附在拔罐部位，常用火吸法，即利用火在罐内燃烧时产生的热力排出罐内空气形成负压，使罐吸附在皮肤上。起罐时，一般先用一手夹住火罐，另一手拇指或食指从罐口旁边按压一下，使气体进入罐内，即可将罐取下。若罐吸附过强，切不可用力猛拔，以免擦伤皮肤。

拔罐时，可根据不同的病情，选用不同的拔罐法。常用的拔罐法有以下几种：

（1）留罐法：又称坐罐法，即将罐吸附在体表后，使罐体吸拔留置于施术部位10～15min，然后将罐起下。此法是常用的一种方法，一般疾病均可应用，而且单罐、多罐皆可应用。

（2）走罐法：亦称推罐法，即拔罐时先在所拔部位的皮肤或罐口上，涂一层凡士林等润滑剂，再将罐拔住；然后，医者用右手握住罐体，向上、下或向左、右需要拔的部位，往返推动，至所拔部位的皮肤红润、充血，甚或瘀血时，将罐起下。此法适宜于面积较大、肌肉丰厚的部位，如脊背、腰臀、大腿等部位。

（3）闪罐法：即将罐拔住后，立即起下，如此反复多次地拔住起下、起下拔住，直至皮肤潮红、充血，或瘀血为度。多用于局部皮肤麻木、疼痛或功能减退等疾患，尤其适用于不宜留罐的患者，如小儿、年轻女性的面部。

（4）刺血拔罐法：又称刺络拔罐法，即在应拔部位的皮肤消毒后，用三棱针点刺出血或用皮肤针叩打后，再将火罐吸拔于点刺的部位，使之出血，以加强刺血治疗的作用。一般刺血后拔罐留置10～15min，多用于丹毒、扭伤、乳痈等。

（5）留针拔罐法：简称针罐，即在针刺留针时，将罐拔在以针为中心的部位上，5～10min，待皮肤红润、充血或瘀血时，将罐起下，然后将针起出。此法能起到针罐配合的作用。

3. 疗法作用

拔罐疗法具有通经活络、行气活血、消肿止痛、祛风散寒等作用，适用范围较为广泛。

4. 注意事项

（1）拔罐时要选择适当体位和肌肉丰满的部位。若体位不当、移动，骨骼凹凸不平，毛发较多的部位，火罐容易脱落，均不适用。

（2）拔罐时要根据所拔部位的面积大小而选择大小适宜的罐。若应拔的部位有皱纹，或罐体稍大，不易吸拔时，可做一薄面饼，置于所拔部位，以增加局部面积，即可拔住。操作时必须动作迅速，才能使罐拔紧、吸附有力。

（3）用火罐时应注意勿灼伤或烫伤皮肤。若烫伤或留罐时间太长而皮肤起水疱时，小的无须处理，仅敷以消毒纱布，防止擦破即可；水疱较大时，用消毒针将水放出，涂以烫伤油等，或用消毒纱布包敷，以防感染。

（五）贴敷疗法

贴敷疗法又称"外敷法"，是最常用的天然药物外治方法之一。它是将鲜药捣烂，或将干药研成细末后，选用水、酒、醋、蜜、糖、植物油、鸡蛋清、葱汁、姜汁、蒜汁、茶汁、凡士林等调匀，直接涂敷于患处或穴位，通过药物的局部吸收及穴位刺激作用，以达到治疗疾病目的的一种方法，是妇产科外治疗法中的主要治疗方法之一。

1. 适应证

贴敷疗法适用于月经不调、崩漏、闭经、痛经、经行情志异常、经前面部痤疮、经行风疹、经行吐衄、经行身痛、带下病、外阴炎、阴肿、阴痒、外阴色素减退、阴吹、宫颈炎、子宫脱垂、盆腔炎、子宫内膜异位症、恶阻、子悬、先兆流产与复发性流产、异位妊娠、胎死不下、妊娠肿胀、先兆子痫与子痫、胎位不正、产后出血、恶露不绝、产后腹痛、产后血晕、产后汗出、产后身痛、产后头痛、产后小便不通、产后小便频数不尽、产后腹泻、产后大便难、产后不寐、难产、缺乳、产后乳汁自出、产后交骨疼痛、乳痈、乳癖、乳头破裂、子宫颈癌、子宫肌瘤、乳房痛、人工流产术后腹痛、人工流产后宫腔粘连、放环后诸症、妇产科腹部术后肠胀气、术后肠粘连、术后尿潴留、术后局部血肿或硬结及愈合不良、不孕症、梅核气、脏躁、更年期综合征等疾病。

2. 操作方法

操作时让患者采取适当的体位，先将所要敷药的部位用水洗净，待干后将药敷上。若所敷部位毛发较密，可先剪去一些毛发再敷药。有的敷后还要用纱布或胶布固定，以防药物脱落。

3. 疗法作用

敷贴法除能使药力直达病所发挥作用外，还可使药性通过皮毛腠理由表入里，循经络传至脏腑，调节脏腑气血阴阳，扶正祛邪，从而达到治疗疾病的目的。

（1）局部敷药法，包括敷乳（敷乳头、敷乳房）、敷外阴、敷宫颈、敷盆腔肿块相对应的腹壁部位，以及敷治妇产科手术的切口或血肿、硬结部位等。常针对病变的性质，选用活血消肿、去腐生肌、清热解毒、杀虫止痒的药物，以达到软化并消除局部肿块、去腐生新、消除炎症、杀虫止痒的目的。

（2）远位敷药法，包括敷脐、敷头顶、敷足心，以及敷体表穴位等。常选用一些刺激性较强的药物，通过穴位的刺激与皮肤的吸收，发挥治疗效果。经络有"内属脏腑、外络肢节、沟通表里、贯通上下"的作用，因而穴位贴敷，不但可以治疗局部病变，而且能达到治疗全身疾病的目的。使用时，可根据"上病下取、下病上取"的原则，按照经络循行走向选择穴位，可以收到较好的疗效。

4. 注意事项

（1）外敷药物要捣烂、碾细、拌匀，外敷天然药物后要加强观察，注意有无水肿、过敏等现象，以免皮肤出现水疱、破损、细菌感染等，使病情加重。皮肤过敏，易起丘疹、水疱的患者，慎用外敷疗法。

（2）注意调好药物干湿度，使药物不易流出，又易于黏附为度。若药物变干，则随时更换，或加调和剂调匀后再敷上。

（3）敷药的温度要适当，一般治寒证宜热敷（注意不要烫伤皮肤），治热证宜冷敷。

（4）在使用穴位敷药时，要尽量对准穴位。局部敷药时，用量根据病变部位大小而定，远位敷药量根据用药多少而定。

（5）局部敷药部位要清除病理性分泌物或坏死组织，远位敷药部位也要清洁皮肤，以利药物发挥功效，皮肤感染者忌用。

（6）某些有毒药物可以通过局部创口吸收，但要控制药量与用药时间，以防中毒。

（7）某些药物可能会引起局部皮肤的灼热、焮红、瘙痒、起疹、发疱，要注意观察，及时停止用药或更换药物，对症处理。如果这种反应属于治疗需要，则另当别论。

（六）渐浴疗法

通过药液渐洗患部，用以治病的一种方法，称为渐浴疗法。

1. 适应证

渐浴疗法适用于月经不调及月经前后诸症、带下病、子宫颈炎、外阴炎、阴道炎、外阴色素减退、阴肿、外阴湿疹、外阴尖锐湿疣、阴痒、阴冷、阴道干燥症、子宫脱垂、盆腔炎、胎位不正、妊娠肿胀、妊娠小便不通、妊娠瘙痒症、产后身痛、不孕症、面部色素沉着、更年期综合征、性交疼痛等。

2. 操作方法

渐浴法可分为沐浴法与射淋法。根据疾病的需要，选择适当的药物。如将药物煎取 2 ～ 3 次，药汁合在一起，或可再加用热水。待药液温度适宜时，再进行渐浴，每日 1 ～ 2 次。沐浴法（包括坐浴、渐渍）每次一般 30 ～ 60min。射淋法要将药汁装入带嘴或带孔的容器中冲洗使用，做好患部的创面清洁，即可达到治疗目的。

3. 疗法作用

渐浴法可使药物经肌腠毛窍、脏腑，通经贯络，作用全身，通过疏通气血、软坚散结、祛风止痒等作用以达到治疗目的。现代研究表明，低浓度组织液向高浓度药液流动，使皮损渗液减少或停止渗出，炎症得以消退。此外，中药渐浴使药物通过皮肤直接吸收，操作简单易行，不良反应小，避免传统注射或口服给药对肝、肾所造成的损害。

4. 注意事项

（1）淴浴时，药液的温度要适中，以免烫伤。

（2）药液浓度掌握恰当，浓度过高会刺激和损伤局部皮肤和黏膜，浓度过低则达不到临床治疗效果。

（3）药浴时，注意室内温度，以防受寒；浴毕应将身体擦干。

（4）擦洗（如外阴尖锐湿疣）时，最好以擦破表皮，微微觉痛为好，但不可过猛。

（5）高热、心功能不全、高血压、有出血倾向者不适合淴浴，以免出现不良反应。凡阴道出血、月经期、产褥期恶露未净以及外阴创伤血肿有活动性出血者禁用此法。

（6）浴具应分开，防止交叉感染。

（七）熏蒸疗法

药浴熏蒸（或熏洗）是中医外治疗法中较为重要的手段。常以中药饮片水煎以后，利用药物煎汤的蒸汽熏蒸患处，并用温热药液淋洗局部及相关部位；或用煎出液洗浴，以起治疗作用。

1. 适应证

熏蒸疗法适用于外阴炎、阴道炎、盆腔炎、外阴色素减退、外阴湿疹、阴痒、外阴尖锐湿疣、阴道痉挛、子宫脱垂、胎位不正、妊娠肿胀、妊娠小便不通、产后小便不通、产后身痛、腹部手术后尿潴留、手术后局部血肿、硬结及愈合不良、不孕症等疾病。

2. 操作方法

熏蒸法中的蒸汽熏蒸法，可以将煮好的药物倾倒入盆内，盆上放一木板，令患者坐在木板上，用布围住全身及盆，露出头面，进行全身熏蒸；或将患部放在盆上，上覆毛巾，进行局部熏蒸。近年来也有使用熏蒸仪器，可对局部或经络循环部位进行熏蒸治疗。

3. 疗法作用

人体通过分布于全身的经络，内联五脏六腑，外络四肢肌肤、五官百骸，沟通内外，贯穿上下，构成有机整体。经络也就成为人体气血（津液）运行的通路，熏蒸正是利用经络沟通内外，通过人体皮肤、穴位给药，使药物直达脏腑。熏洗法通过药物渗透皮肤，由经入脏，输布全身，直达病所，补虚泻实、调和阴阳，使人体的各种功能得以恢复正常。熏蒸疗法除全身熏蒸外，还可对局部进行熏蒸治疗，对病变部位起到清热解毒、消肿止痛、祛风止痒、抗毒祛腐等作用。对某些感染性疾病，药液通过与皮肤接触，一方面可持续不断地给药，另一方面可清除局部致病菌与代谢产物，有利于更快地祛除疾病。

4. 注意事项

（1）注意保温，防止患者受寒；同时还要适当调整药液的温度与距离，以免烫伤患者的皮肤或影响临床疗效。

（2）要保证室内空气流通，防止湿度过大，引起患者的不适或导致意外。

（3）凡阴道出血，或患处出血，或月经期、妊娠期等，禁用此法。

（4）用具要分开使用，以防交叉感染。

（八）灌肠疗法

灌肠疗法是在张仲景蜜煎导法基础上发展起来的直肠给药法之一，是将中药药液灌入大肠，通过引起排便反射排出秘结的粪便，或将药液较长时间保留在大肠中，经过药物的吸收以达到治疗疾病的一种方法。

1. 适应证

灌肠疗法适用于盆腔炎性疾病后遗症、盆腔肿瘤、癥瘕、妇科手术后粘连、痛经、产后腹痛、不孕症等疾病。灌肠法尤其适用上述诸症之不愿服药或不能服药、久病体虚、攻补不受、诸药难施者。

2. 操作方法

（1）保留灌肠法：将药物停留在大肠中以发挥治疗作用。

（2）非保留灌肠法：灌肠后立即引起排便。

保留灌肠法在妇科领域应用广泛。治疗时患者取左侧卧位，提前将中药浓煎至100～200ml；待温度（38～40℃）适宜后，用肛管插入肛门内，在肛管头上涂抹润滑油，轻缓地插入肛门内10～15cm，双膝屈曲，将灌肠器内的药液缓缓灌入肠内，然后缓缓地抽出肛管。灌肠后，嘱患者仰卧约5min，再右侧卧位，每次保留药液30min以上。每日1次，10～15次为1个疗程。

3. 疗法作用

将辨证所选方药注入直肠，直达病所，或经吸收后再布散全身，以发挥整体和局部治疗作用。中药直肠给药能缩短药物奏效时间，提高疗效；药物吸收少部分通过肝脏，大部分通过下腔静脉直接进入体循环，可防止或减少药物在肝脏中发生化学变化而改变药物性能，同时也可以减少药物对肝脏的毒副作用；弥补了口服给药的不足，缓和了因药物格拒或昏厥、吞咽困难、暴吐等不能下咽的情况，增加了治疗妇科病的手段；保留灌肠更利于肠黏膜的吸收，作用维持时间更长，疗效更佳。

4. 注意事项

（1）注意药液温度，温度过高会损伤结肠及直肠黏膜，温度过低会引起腹痛与便意。

（2）一般保留灌肠药液量在 100 ～ 200ml，非保留灌肠药液量在 200 ～ 300ml。

（3）灌肠器要煮沸消毒，或选一次性用品。

（4）插入肛管速度宜缓，以免损伤。

（5）月经期、阴道出血及妊娠期停用。

（九）耳穴压迫法

耳穴压迫法简称耳压法，是将药豆（植物种子，如王不留行籽、油菜籽、白芥子、绿豆、花椒子；或药丸，如六神丸；或磁性金属粒等）粘于胶布，贴在耳穴上，进行揉、按、捏、压，使局部产生酸、麻、胀、痛等刺激感觉，以达到治病目的的一种治疗方法。

1. 适应证

耳压法适用于月经不调、崩漏、闭经、痛经、经行头痛、经行不寐、经前面部痤疮、经行风疹、经行吐衄、经行浮肿、外阴炎、阴痒、子宫脱垂、盆腔炎、子宫内膜异位症、恶阻、胎位不正、妊娠肝炎、产后痉证、产后汗出、产后头痛、产后不寐、缺乳、更年期综合征、面部色素沉着等疾病。

2. 操作方法

进行耳穴压迫时，首先要根据病证进行耳穴探查，找出阳性反应点；局部经酒精消毒后，将药豆放置在 0.5cm×0.5cm 大小的胶布中心，用镊子夹取胶布，将药豆对准选定的耳穴紧紧贴压，并轻轻揉压 1 ～ 2min。每次以贴压 5 ～ 7 穴为宜，每日按压 3 ～ 5 次，每次 10min 左右，隔 1 ～ 3 日换药 1 次，两耳交替或同时贴用。

3. 疗法作用

中医认为，人是一个完整的整体，耳朵和人的脏腑息息相通。根据中医经络学说，十二经络也都与耳部有直接或间接的联系。因此，内脏的生理病理信息均会在耳朵上有所反映。当人体内脏和躯体有病时，往往在耳朵的相应穴区出现某些病理反应点，如压痛、皮肤电阻改变、变形、变色、脱屑等。反之，当针刺或按压这些病理反应点时，也可对脏腑发送信号，调节其功能，并能治疗该脏器的相关疾病，所以就把这样的一些反应点称为"耳穴"，对其按压可以达到治疗疾病的目的。

4. 注意事项

（1）耳穴用酒精棉球消毒，干燥后方可贴压，以免脱落。

（2）夏季贴压时间不宜过长，以防胶布潮湿或皮肤感染。

（3）对胶布过敏者，可改用黏合纸代替。

（4）耳郭皮肤有炎症或冻伤者，不宜采用。

（5）孕妇、复发性流产、年老体弱者慎用。

（十）脐疗法

脐疗法是指将药物做成适当剂型（如糊、散、膏、丸等）敷于脐部，或在脐部给予某些物理刺激（如拔罐、艾条等）以达到治疗疾病目的的一种方法。

1. 适应证

脐疗法可用于月经不调如经期延长及痛经、妊娠呕吐等病证。

2. 操作方法

根据具体病证及治疗需要，选择适当的药物，制成一定的剂型进行敷贴。目前敷脐方法主要有填脐法、贴脐法、填贴混合法等，其中填脐法又有填药末、填药糊、填药饼。

（1）填药末：将所用药物研为细末，适量放入脐中，用胶布固定。

（2）填药糊：将药物研成细末，根据需要用温开水或醋或酒或姜汁等调成糊状，适量填脐中，以脐布固定。

（3）填药饼：将所用药物捣烂如泥，做成药饼状填入脐中，再用脐布固封。

（4）贴膏药：将制成的膏药敷于脐中，固定扎紧。

（5）贴布膏：将大小适度的布膏直接贴于脐部，固定扎紧。凡溶于水和脂的药物成分，皆易于透皮吸收。临床实践表明，将药物制成糊状填敷的疗效要优于粉末。此外，用闭式敷料（如用脐布固封）也可以促进药物的吸收。

3. 疗法作用

脐部又称神阙穴，属任脉，为经络总枢，经气所汇，与督脉相表里，与命门相呼应。此处用药，可沟通任督两脉经气，使气机流畅，阴阳相济，调整脏腑功能。现代医学认为，脐部是人体胚胎发育过程中，腹壁最后的闭合之处，表皮角质层最薄，屏障功能最弱，皮下没有脂肪组织，脐下腹膜有丰富的静脉网，与附脐静脉相连通，并有动脉分支，血管丰富；药物易通过薄层皮肤弥散吸收，进入血液循环而发挥药物的治疗作用。此外，脐部的神经较敏感，通过脐疗刺激，可以调节机体的神经、内分泌、免疫等系统，行气活血，疏通经络，调整脏腑功能，达到治疗目的。

4. 注意事项

（1）用药本着内治之理，按照"八纲""八法"的基本原则，辨证选方用药。

（2）用药前须按常规进行消毒，通常用消毒棉球蘸75%乙醇局部消毒，可避免药物刺激产生水疱而致皮肤破损感染。

（3）随时注意病情变化，有效则继续用药，病愈即止，切忌用用停停，影响疗效。若无效或逆反，应随时更方治疗。

（4）内治、外治可以单用，也可并用。只要适当，常能相得益彰。一般单用外治多能获效。但有的病证，最好以外治为辅，治其标，合内治以治其本。标本兼治，疗效尤佳。

（5）若发现有皮肤过敏者，随时更方或停止治疗。

（6）药物配制要按工艺要求制剂，以充分发挥药效、方便使用为原则，粗、细、稀、稠要适度，先下后下要适时，一般宜随制随用，没疱适时为宜。对已制备妥善之药，要妥善保存，勿泄气，勿受光受潮，防止药性失泄或毒变而失效。

（郝原青　来玉芹）

第三章　针灸疗法理论基础

一、针灸治疗原则

《灵枢·官能》说："用针之服，必有法则。"针灸治疗原则可概括为治神守气、补虚泻实、清热温寒、治标治本和三因制宜。

（一）治神守气

中医学的"神"是指整个人体机能活动的外在表现，是人的精神意识、思维活动以及脏腑、气血、津液外在表现的概括。治神是要求医者在针刺治疗中掌握和重视患者的精神状态和机体变化，主要包括两方面：一是在针灸操作过程中，医者专一其神，意守神气，患者神情安定，意守感传；二是指在施治前后注重调治患者的精神状态。治神对于针刺操作手法的成功、针刺疗效的提高都有重要意义，故有《素问·宝命全形论》记载的"凡刺之真，必先治神"之说。

气，主要指经气。守气，意即守住所得之气。守气主要包括两个方面：一是要求医者仔细体察针下感应，并根据患者的变化及时施以手法，主要体现在行针过程中要专心致志，做到"神在秋毫，意属病者"，一旦针下气至，就要"密意守气"，做到"如临深渊，手如握虎"；二是要求患者专心体会针刺感应，配合医者治疗，促使气至病所，达到治疗目的。

其中，医者的治神守气，往往对诱发经气、加速气至、促进气行和气至病所起到决定性的作用。患者的意守感传，亦能为守气打下良好的基础。如能在医者进针、行针过程中配合做呼吸运动，其意守感传的效果会更好。

（二）补虚泻实

补虚泻实即扶正祛邪。《素问·通评虚实论》说："邪气盛则实，精气夺则虚。"其中"虚"指正气不足，"实"指邪气有余。补虚就是扶助正气，泻实就是祛除邪气。疾病有虚实，针灸分补泻。

1.虚则补之

"虚则实之""虚则补之"，意即治疗虚证用补法，适用于各种虚弱性病证。临床上应用针灸疗法补法应注意以下三点：一是针灸方法的选择，针和灸皆可补可泻，但两者比较而言，针偏于泻，灸偏于补，故凡虚证（除阴虚外）皆可加灸。二是针灸补泻手法

27

的选择，虚证当用补法，即偏于阳虚、气虚，针用补法，或用灸补法；偏于阴虚、血虚，针用补法，血虚也可用灸补法，但阴虚一般不宜用灸法；阴阳两虚则灸补为上。三是选用偏补的穴位，常取下腹部穴位，如神阙、气海、关元，及其他穴性偏补的穴位，如足三里、膏肓、命门、太溪等穴，对五脏虚证多用相应的背俞穴和原穴，也可用五腧穴的生克补泻法选取相应的穴位。

2. 陷下则灸之

"陷下则灸之"本意是说对脉象沉伏不起，或穴位处有凹陷者皆宜用灸法。其内在的病机是血寒，或经气亏虚。临床常见脾虚者多在脾俞、足三里有凹陷或按之虚软；肾虚者多在肾俞、太溪有凹陷或按之虚软；元气不足者多在气海、关元有凹陷或按之虚软；清阳不升者多在百会有凹陷。临床上，此类病证都可以用灸法治疗。

3. 实则泻之

"满则泻之""盛则泻之""邪盛则虚之"意即实证用泻法，适用于邪气盛的病证（实证）。临床上用泻法应注意以下三点：一是针灸方法的选择，一般多针少灸，或不灸，除毫针外，三棱针、皮肤针也较为常用。二是针刺补泻手法的选择，实证当用泻法，对病在卫分的实证多用毫针浅刺出气，对病在营血的实证则必须刺后出血，以泻血分之邪。三是选用偏泻的穴位，多选用四肢末端和头面部的穴位，如十二井、十宣、水沟、耳尖、太阳等穴。

4. 菀陈则除之

"菀"同"瘀"，即瘀结、瘀滞之意。"陈"即"陈旧"，引申为时间长久，久病。"菀陈则除之"意即络脉瘀阻之类的病证用清除瘀血的刺血疗法，适用于病久入络等病证。临床上运用刺血法应注意以下两点：一是针具的选择，一般多用三棱针或皮肤针，也可刺血后加拔罐。二是穴位的选择，一般多选局部络脉瘀阻处或反应点，以及尺泽、委中、十二井、十宣等穴。如治疗痹证日久入络者，《灵枢·寿夭刚柔》说："久痹不去身者，视其血络，尽出其血。"再如痔疮，可挑刺腰骶部的反应点出血。

5. 不盛不虚以经取之

"不盛不虚"，《内经》的本意是指人迎脉与寸口脉大小相等（《内经》多以人迎脉和寸口脉大小的不同判别病在何经），说明其病与其他经脉无关，病在本经。因此，"不盛不虚以经取之"并不是指病证本身无虚实，而是指本经自病，不涉及其他经络或脏腑。本经自病，自当取本经穴。临床上应用"不盛不虚以经取之"应注意以下三点：一是如何辨病在本经，《内经》所记载的通过对比人迎脉、寸口脉大小的不同来辨别病在何经的方法已较少使用，但仍有深入研究的价值，现在临床一般根据经脉的循行及"是主……所生病""是动则病"来判定病在何经。二是针刺补泻手法的选择，一般可用平补平泻手法。三是穴位的选取，一般以五输穴和原穴最为常用。

（三）清热温寒

寒与热是表示疾病性质的两条纲领。在诸多疾病的演变过程中，都会出现寒热的变化。外来之邪或属寒或属热，侵入机体后或从热化或从寒化，人体的机能状态可表现为亢进或不足，亢进则生热，不足则生寒。"清热"就是热证用"清"法，"温寒"就是寒证用"温"法。

1. 热则疾之

"疾"与"急"相通，有快速针刺之义，"以手探汤"形象地描述了针刺手法的轻巧快速。"热则疾之"，针灸治疗热证是浅刺疾出或点刺出血，手法宜轻而快，少留针或不留针，针用泻法，适用于各种热证。例如风热感冒，常取大椎、曲池、合谷、外关等穴浅刺疾出，即可达清热解表之目的。若伴有咽喉肿痛者，可用三棱针在少商、商阳点刺出血，以加强泻热、消肿、止痛的作用。

2. 寒则留之

"留"有留针之义，"人不欲行"形象地描述针刺手法应深而久留，指出寒性病证的治疗原则是深刺而久留针，以达温经散寒的目的，主要适用于各种寒证。若寒邪在表，留于经络者，艾灸施治最为相宜；若寒邪在里，凝滞脏腑，则针刺应深而久留，或配合施行"烧山火"复式针刺手法，或加用艾灸，以温针法最为适宜。

（四）治标治本

治标治本的基本原则是急则治标、缓则治本、标本同治。《素问·标本病传论》云："病有标本，刺有逆从，奈何？……知标本者，万举万当，不知标本，是谓妄行。"明确指出治标治本是重要的针灸治疗原则，强调了标本理论对指导针灸临床具有重要意义。

1. 急则治标

急则治标就是当标病急于本病时，首先要治疗标病，这是特殊情况下采取的一种权宜之法，目的在于抢救生命或缓解患者的急迫症状，为治疗本病创造有利的条件。例如，不论何种原因引起的昏迷，都应先针刺水沟，在患者恢复意识后再根据本病的情况选择相应的治疗；某些原因引起的小便潴留，应首先针刺中极、膀胱俞、水道、秩边、委阳，急利小便，然后再根据疾病的发生原因从本论治。

2. 缓则治本

在大多数情况下，治疗疾病都要坚持"治病求本"的原则。即正虚者固其本，邪盛者祛其邪；治其病因，症状可除；治其先病，后病可解。这就是"伏其所主，治其所因"的深刻含义。缓则治本尤其对于慢性病和急性病的恢复期有重要的指导意义。如脾胃虚弱、气血化生不足引起的月经量少或闭经，月经量少或闭经为标，脾胃虚弱为本，治宜针灸足三里、三阴交、血海、脾俞以补益脾胃，脾胃和气血足，则月经自调。

3. 标本同治

当标病和本病处于俱重或俱缓的状态时，应当采取标本同治的方法。如体虚感冒，应当益气解表，其中益气为治本，解表为治标，宜补足三里、气海、关元，泻合谷、风池、列缺，以达到益气解表的目的。再如肾虚腰痛，治当补肾壮腰、通络止痛，可取肾俞、大钟补肾壮腰以治本，取阿是、委中通络止痛以治标。

（五）三因制宜

"三因制宜"是指因人、因地、因时制宜，即根据治疗对象、地理环境、季节（包括时辰）等具体情况选择相应的治疗方法。

1. 因人制宜

因人制宜，即根据患者的性别、年龄、体质等不同特点而选择适宜的治疗方法，是确定治疗方案的决定性因素。人体由于性别、年龄不同，生理功能和病理特点也不相同，针刺治疗方法也有差别。如妇人以血为用，在治疗妇人病时要多考虑调理冲脉、任脉等。另外，患者个体差异更是决定针灸治疗方法的重要因素，如体质虚弱、皮肤薄嫩、对针灸较敏感者，针刺手法宜轻；体质强壮、皮肤粗厚、针感较迟钝者，针刺手法可重。

2. 因地制宜

由于地理环境、气候条件不同，人体的生理功能、病理特点也有所区别，治疗方法应有差异。如在寒冷的地区，治疗多用温灸，而且应用壮数较多；在温热地区，应用灸法较少。

3. 因时制宜

四时气候的变化对人体的生理功能和病理变化有一定影响。春夏之季，阳气升发，人体气血趋向体表，病邪伤人多在浅表，多宜浅刺；秋冬之季，人体气血潜藏于内，病邪伤人多在深部，多宜深刺。因此，在应用针灸治疗疾病时，考虑患病的季节和时辰有一定意义。子午流注针法就是根据人体气血流注盛衰与一日不同时辰的相应变化规律而创立。因时制宜还包括针对某些疾病的发作或加重规律而选择恰当的治疗时机。如精神疾患多在春季发作，故应在春季之前进行治疗；乳腺增生患者常在经前乳房胀痛较重，治疗也应在经前一周开始。

二、针灸治疗作用

针灸可以治疗内外妇儿五官等各科疾病，治疗作用也各不相同。例如针灸可以治疗失眠，说明针灸有镇静安神的作用；可以治疗各种疼痛，说明针灸有止痛的作用；可以治疗咳喘，说明针灸有止咳平喘的作用。又如从西医学角度说，针灸可以治疗变态反应性疾病，说明针灸有抗过敏作用；可以治疗扁桃体炎、乳腺炎、阑尾炎等炎症，说明针灸有消炎作用。《灵枢·九针十二原》云："知其要者，一言而终。"概括地讲，针灸众多的治疗作用都是通过疏通经络、调和气血、调和阴阳而实现的。张景岳云："医道虽繁，而可以一言蔽之者，曰阴阳而已。"针灸的治疗作用虽多，但也可用"通""调"两字来概括。通，即疏通经络；调，即调和气血（扶正祛邪）、调和阴阳。

（一）疏通经络

经络"内属于腑脏，外络于肢节"，运行气血是其主要生理功能之一。经络功能正常时，气血运行通畅，脏腑器官、体表肌肤及四肢百骸得以濡养，发挥着"内溉脏腑，外濡腠理"的生理功能。

若经络功能失常，气血运行受阻，则会影响人体正常的生理功能，出现病理变化而引起疾病。在发生疾病时，经络就成为传递病邪和反映病变的途径。《素问·皮部论》说："邪客于皮则腠理开，开则邪入客于络脉，络脉满则注于经脉，经脉满则舍于脏腑也。"这里明确指出，当外邪侵犯人体时，如果经脉功能失常，则病邪可以通过经络逐渐侵入内脏；反之，当内脏发生疾患时，可以通过经络在体表的一定部位有所反应，如出现压痛点、结节、皮肤颜色改变等。

针灸疏通经络作用就是使瘀阻的经络通畅而发挥其正常生理功能，是针灸最基本和最直接的治疗作用。正如《灵枢·经脉》所言："经脉者，所以决死生，处百病，调虚实，不可不通。"

（二）调和气血，扶正祛邪

气血是构成人体和维持人体生命活动的基本物质。人之生以气血为本，人之病无不伤及气血，而经络是运行气血的道路，穴位和经络也是邪气入侵和转变的重要部位与途径，此即《灵枢·九针十二原》所言之"神客在门"。《灵枢·小针解》释曰："神客者，正邪共会也。神者，正气也。客者，邪气也。在门者，邪循正气之所出入也。"针灸相关的经络、穴位，通过补虚泻实，既可以调和人体自身的气血，又可以祛除入侵的病邪，起到扶正祛邪的作用。《灵枢·九针十二原》说："以微针通其经脉，调其血气，营其逆顺出入之会，令可传于后世。"

针灸治病不外乎扶助正气和祛除邪气两个方面，所以《灵枢·刺节真邪》说："用针之类，在于调气。"《灵枢·终始》也说："凡刺之道，气调而止。"对于邪气有余的实证，当用泻法以调气，邪祛则气自调；对于正气不足的虚证，当用补法以调气，正气足则气自调。

针灸调和气血、扶正祛邪的作用也是通过疏通经络来实现的。临床上用针灸调和气血也有调气、调血、调气血之不同。如《素问·三部九候论》说："经病者，治其经；孙络病者，治其孙络血；血病身有痛者，治其经络。"若病在气，以调经脉为主；若病在血，以调络脉为主；若病在气血，应经络并调。

（三）调和阴阳

阴阳失调是疾病发生发展的根本原因，调和阴阳是针灸治病的最终目的。故《灵枢·根结》曰："用针之要，在于知调阴与阳，调阴与阳，精气乃光。"《素问·至真要大论》也说："谨察阴阳所在而调之，以平为期。"如阴虚阳亢所致的眩晕，当针补肾俞、太溪以滋阴，针泻风池、太冲以潜阳，使阴阳调和，则眩晕自止。

针灸调和阴阳的作用与针刺手法密切相关。《灵枢·终始》曰："阴盛而阳虚，先补其阳，后泻其阴而和之；阴虚而阳盛，先补其阴，后泻其阳而和之。"例如，阴盛阳虚可见癫病、嗜睡，阳盛阴虚可见狂病、失眠，针灸临床均可取阴跷脉气所发穴照海和阳跷脉气所发穴申脉治疗。属阴盛阳虚的癫病、嗜睡，应补申脉、泻照海（补阳泻阴）；属阳盛阴虚的狂病、失眠，应补照海、泻申脉（补阴泻阳）。

《素问·阴阳应象大论》说："善用针者，从阴引阳，从阳引阴。"指出针灸治疗疾病，除用补阴泻阳（阴虚阳盛病证）、泻阴补阳（阳虚阴盛病证）的常规治法外，擅长用针者还可以采取从阴治阳、从阳治阴的方法。如治疗脏腑病，五脏属阴，六腑属阳，背为阳，腹为阴。五脏病多取相应的背俞穴，即属于从阳引阴；六腑病多取腹部相应的募穴，即属于从阴引阳。

综上所述，针灸的治疗作用实际上就是对机体的良性双向调节作用——通调经络气血，调节脏腑阴阳。其治疗作用的发挥与机体状态、针灸补泻手法、腧穴的特异性、针灸用具的选择、治疗时间等因素密切相关，是以上多种主客观因素综合作用的结果。其中，机体状态这一内在因素在针灸治疗过程中起重要作用，机体在不同的病理状态下，针灸可以产生不同的治疗作用。如机体处于虚证状态时，针灸可以起到补虚的作用；机体处于实证状态时，针灸可以起到泻实的作用；心动过速者，针内关、通里能使之减慢；心动过缓者，针内关、通里能使之加快；对正常心率者，针内关、通里则心率无明显变化；便秘者，针天枢可通便；泄泻者，针天枢可止泻。这说明针灸治疗作用的实质是激发、调动和增强机体本身所固有的自我调节能力。

三、针灸临床诊治

中医学辨证论治内容丰富，而针灸治疗不仅要辨病、辨证，还要辨经，要将八纲、脏腑、经络等辨证方法紧密结合，分析疾病的病因病机，归纳疾病的病位病性，即确定病位是在脏还是在腑，是在经还是在络，分析病性是属寒还是属热，是属虚还是属实，是属阴还是属阳；然后做出正确的诊断和治疗，使理、法、方、穴、术丝丝相扣，一线贯穿。只有如此，才能如《灵枢·官能》所言"得邪所在，万刺不殆"。

（一）辨病诊治

经络内连脏腑，外络肢节。从经络的角度看，疾病虽多，但大体可以分为在内的脏腑病和在外的经络肢节病。在临床进行诊治时，应首先将这两大类病分辨清楚。如果是脏腑病，则宜用脏腑辨证的方法为主辨其病在何脏何腑；如果是经络肢节病，则需用经络辨证的方法进行辨经定位。

脏腑病有其相同的用穴规律。如不论是何种脏腑病，都可以取其原穴、背俞穴和募穴进行治疗。如《灵枢·九针十二原》说："凡此十二原者，主治五脏六腑之有疾也。"俞募穴也是治疗脏腑病较为常用的腧穴，根据"从阴引阳，从阳引阴"的原则，临床上六腑病多用募穴，五脏病多用背俞穴。此外，治疗六腑病最常用下合穴，如胃痛、胃痞、胃反、呕吐等都属于胃病，皆可用足三里；泄泻、便秘、肠痈等都属于大肠病，皆可用上巨虚。《灵枢·邪气脏腑病形》说的"合治内腑"就是指下合穴而言。概之，五脏病首取背俞穴或原穴，也常用募穴，可单独使用，也可以配合使用；六腑病首取下合穴或募穴，也常用背俞穴。而五脏六腑的急性病，则多取郄穴，如急性胃痛可取胃经的郄穴梁丘，急性哮喘可取肺经的郄穴孔最等。

如果脏腑病表现为明显的实证或虚证，还可结合五腧穴的生克补泻法选取相应的五腧穴，如肝虚补曲泉，肝实泻行间等。

另外，脏腑的阴阳、五行属性决定了它们之间在生理、病理上有着千丝万缕的联系。在针灸治疗取穴时既要照顾到原病之脏腑，又要兼顾与病情有关的脏腑。以肝与胃为例，肝五行属木，胃五行属土，当胃痛是肝气犯胃所致时，除了有胃脘疼痛、呃逆、呕吐、食少纳呆等症状，尚有胃痛连及两胁、喜叹息、在情绪不佳时加重等特点；临床治疗时，除了常规取穴，还应取肝经的期门、太冲穴以疏肝理气，和胃止痛。此外，根据中医治未病和先安未受邪之地的思想，治肝之时也要注意顾护脾胃。如《灵枢·五邪》所说："邪在肝，则两胁中痛……取之行间以引胁下，补三里以温胃中。"

（二）辨证诊治

在临床上用针灸疗法治疗疾病时，不仅要通过辨病知其是脏腑病还是经络肢节病，还要进一步结合八纲辨证辨其阴阳、表里、寒热、虚实，从而确定具体的治疗方法和补泻手法。

1. 阴阳

针和灸各有所长。如《灵枢·官能》说："针所不为，灸之所宜，阴阳皆虚，火自当之。"一般情况下，阳证多用针，阴证多用灸；如果证属阴阳两虚，也多选用灸法。

2. 表里

《素问·刺要论》说："病有浮沉，刺有浅深，各至其理，无过其道。"病有表里之别，刺有深浅之分，总宜刺至患部。如皮肤病病在皮肤，宜浅刺；腰椎间盘突出症针刺夹脊穴应深刺近骨，过深过浅皆属不当。

3. 寒热

一般而言，寒属阴多用灸法，热属阳多用针法。此外，在运用针刺治疗时，热证宜"热则疾之"，寒证宜"寒则留之"。

4. 虚实

"盛则泻之，虚则补之"是其基本原则，针灸临床辨虚实有以下独特的方法和鲜明的特点：一是通过诊察经络穴位辨虚实。疾病的虚实可在相应的经络穴位上反映出来，如脾胃虚弱的患者脾俞、足三里多呈现凹陷或按之虚软，肝火旺者肝俞多有隆起等。二是通过脉象辨虚实。如《灵枢·九针十二原》说："凡将用针，必先诊脉，视气之剧易，乃可以治也。"三是通过针下辨气之虚实。如《灵枢·九针十二原》说的"上守神""上守机"，以及《灵枢·终始》所说的"邪气来也紧而疾，谷气来也徐而和"等，都是针下辨气之意。

（三）辨经诊治

由于针灸是通过经络穴位而起作用的，针灸在临床上除须辨病和辨证外，还必须辨经，进一步确定病与何经相关，应该取何经何穴进行治疗。经络证治是针灸临床最重要、最鲜明的诊疗特点。辨经主要有以下方法：

1. 病候辨经

各经脉既有其循行所过部位的外经病证，又有其相关的脏腑病证，而此经脉变动就出现有关的病候，可以取此经脉腧穴来治疗。以脾经病证为例，《灵枢·经脉》记载："是动则病，舌本强，食则呕，胃脘痛，腹胀善噫，得后与气则快然如衰，身体皆重。是主脾所生病者，舌本痛，体不能动摇，食不下，烦心，心下急痛，溏瘕泄，水闭，黄疸，不能卧，强立股膝内肿、厥，足大指不用。"在临床上如果出现以上证候，就可辨归为脾经病，可以取脾经的穴位进行治疗。

2. 病位辨经

经络系统遍布全身内外上下，不论是内在的脏腑还是外在的肢节，都有不同的经络通过，因此对于有明确和固定部位的病证，都可以根据患病部位有哪条或哪几条经络通过而辨其与何经相关，治疗时就可取其相关经脉的腧穴。故《灵枢·卫气》说："能别阴阳十二经者，知病之所生，候虚实之所在者，能得病之高下。"如头痛，因为阳明经行于前额，所以前额头痛就可辨为阳明头痛；少阳经行于头侧部，所以偏头痛可辨为少阳头痛；太阳经行于后项部，所以后头痛可辨为太阳头痛；足厥阴肝经与督脉会于巅顶部，所以巅顶头痛可辨为厥阴头痛。针灸治疗时即可取相关经脉腧穴，如巅顶头痛可针双太冲穴，常有针入痛缓（止）之效。

对于脏腑病，也可结合患病脏腑所联系的经络进行辨经。如足阳明胃经属胃络脾，足太阴脾经属脾络胃，所以脏腑病除选用以上所说原穴、背俞穴、募穴和下合穴等特定穴外，还可以取其所属经脉及其表里经脉或所过经脉的腧穴。如胃痛，既可以取胃经的足三里、梁丘等穴，也可以取脾经的公孙等穴，因为肝经夹胃，所以对于肝气犯胃的胃痛还应取期门、太冲等肝经腧穴；反之，脾虚泄泻，既可以取脾经的阴陵泉、三阴交等穴，也可以取胃经的足三里、上巨虚等穴。

（郝原青　来玉芹）

各论

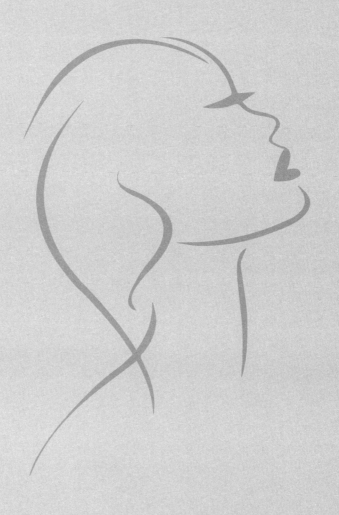

第一章　卵巢储备功能下降、卵巢早衰

一、西医概述

（一）卵巢储备功能下降

1. 定义

卵巢储备功能下降是指女性卵巢产生卵母细胞数量和（或）质量的能力下降，从而导致生育能力的下降，同时还伴有生殖激素的异常。

2. 诊断标准

卵巢储备功能下降的诊断国内外尚无统一的标准，一般使用抗米勒管激素（AMH）、窦卵泡计数（AFC）、基础 FSH 对卵巢储备功能进行综合评估。

①AMH ＜ 1.1ng/ml。

②自然周期卵泡早期阴道超声提示双侧卵巢 AFC ＜ 5 ～ 7 枚。

③连续 2 个月经周期的基础 FSH ≥ 10IU/L。

（二）卵巢功能早衰

1. 定义

卵巢功能早衰指多种病因所致的卵巢功能衰竭，多发生于 40 岁以下的女性，表现为继发性或原发性闭经，以血清中雌二醇水平下降和促性腺激素水平上升为特征，并伴有不同程度的一系列低雌激素症状，如潮热多汗、面部潮红、性欲低下。

2. 诊断标准

指 40 岁以前出现至少 6 个月闭经，并有 2 次及以上血清 FSH ＞ 40IU/L，低雌二醇（E_2）水平（2 次检查时间间隔 1 月以上）。

二、中医概述

（一）月经先期

1. 定义

月经周期提前 7 日以上，甚至 10 余日一行，连续 2 个周期以上，称为"月经先期"，又称"经行先期""经水先期""月经提前""月经超前""经早"等。

2. 诊断标准

（1）病史：有血热病史或平素嗜食辛辣，或有情志内伤史等。

（2）临床表现：月经提前来潮，周期不足 21 天，且连续出现 2 个月经周期及以上，经期基本正常，可伴有月经过多。

（3）检查：

①妇科检查：一般无明显盆腔器质性病变。

②辅助检查：基础体温监测（BBT）呈双相型，但高温相少于 11 天，或排卵后体温上升缓慢，上升幅度＜ 0.3℃；月经来潮 12h 内诊断性刮宫，子宫内膜呈分泌反应不良。

（二）月经后期

1. 定义

月经周期推后 7 天以上，甚至 3 ～ 5 个月一行，连续 2 个周期以上，但经期正常，称为"月经后期"，亦称"经期错后""经迟"。本病相当于西医的月经稀发。月经后期如伴经量过少，常可发展为闭经。

2. 诊断标准

（1）病史：素体禀赋不足，或久病失血，或外感风寒，或过食寒凉生冷，或有情志不遂史。

（2）临床表现：本病以月经周期延后 7 天以上，甚至 3 ～ 5 个月一行，并连续出现 2 个月经周期以上，诊断即可成立。可伴见经量、经色、经质的异常，一般表现见经量偏少（抑或量多），经色呈深红色、淡红色或暗红色，经质稠黏、可稀薄或伴有血块，有的还可伴有胸胁、小腹胀满或疼痛。

（3）检查：

①妇科检查：阴道窥器及盆腔内诊检查示子宫大小正常或略小，余无明显阳性体征。

②辅助检查：妊娠试验多次阴性；超声检查用以了解子宫、卵巢有无发育不良或包块等病变，包括子宫大小、内膜厚度等；动态监测基础体温、阴道上皮脱落细胞、宫颈黏液形态以及生殖内分泌激素等，以了解性腺轴功能，常常有卵泡发育延迟的情况存在。

（三）闭经

1. 定义

女子年逾 13 岁，第二性征未发育；或年龄超过 15 岁，第二性征已发育，月经尚未来潮；或月经来潮后又中断 6 个月以上，称为"闭经"；前者称原发性闭经，后者称继发性闭经，古称"女子不月""月事不来""经水不通""经闭"等。原发性闭经占闭经总数的 5%，继发性闭经中约 15% 属于功能性下丘脑闭经，多发生于年轻女性；卵巢早衰的发病率占闭经总数的 2% ～ 10%，在一般人群中占 1% ～ 3%。

2. 诊断标准

（1）病史：了解停经前月经情况，如月经初潮、周期、经期、经量、色质等情况。停经前有无诱因如精神刺激、学习紧张、环境改变、药物改变（避孕药、镇静药、减肥药等）影响，近期分娩、宫腔手术及疾病史，经闭时间，经闭后出现症状。原发性闭经需了解生长发育的情况，幼年时健康状况，是否患过某些急慢性疾病，其母在妊娠过程中的情况，同胞姐妹月经情况，等等。

（2）临床表现：女子已逾 13 岁，第二性征未发育；或年龄超过 15 岁，第二性征已发育，未有月经初潮；或已建立月经周期后，现停经已达 6 个月以上，注意有无周期性下腹胀痛、头痛及视觉障碍，有无溢乳、体重变化等症状。

（3）检查：

①全身检查：观察患者体质、发育、营养状况、全身毛发分布、第二性征发育情况。

②妇科检查：了解外阴、子宫、卵巢发育情况，有无缺失、畸形和包块。对原发性闭经患者尤需注意外阴发育情况，处女膜有无闭锁，有无阴道、子宫、卵巢缺如。

③辅助检查：基础体温、血清性激素测定、妇科 B 超、内窥镜检查、诊断性刮宫等。

（四）月经过少

1. 定义

月经周期基本正常，经量明显减少，甚或点滴即净者；经期不足 2 天，经量少于正常，连续出现 2 个月经周期以上，称"月经过少"，亦称"经水涩少""经量过少"。

2. 诊断标准

（1）病史：应注意询问月经史、孕产史、妇产科手术史。了解有无反复流产、刮宫及术后恢复情况；刮宫术后月经过少应注意有无子宫内膜粘连。此外，还应询问有无长期服用避孕药。

（2）临床表现：月经周期基本正常，经量明显减少，甚或点滴即净，为本病的诊断要点。

（3）检查：

①妇科检查：应注意子宫大小、活动度、发育情况，并应注意第二性征，了解有无盆腔结核。

②辅助检查：阴道脱落细胞检查，可了解内分泌水平；B 超检查，可判断子宫大小、位置，了解盆腔有无肿物；子宫内膜活检，可了解子宫对性激素的反应及有无子宫内膜结核。通过宫腔镜检查还能协助确定有无子宫内膜粘连。

（五）崩漏

1. 定义

崩漏是月经的周期、经期、经量发生严重失常的病证，是指经血非时暴下不止或淋漓不尽，前者谓之"崩中"，后者谓之"漏下"。崩与漏出血情况虽不同，但二者常相互转化，交替出现，且其病因病机基本相同，故概称崩漏。

2. 诊断标准

（1）病史：注意患者的年龄及月经史，尤须询问以往月经的周期、经期、经量有无异常，有无崩漏史，有无口服避孕药或其他激素，有无宫内节育器放置术史，等等。此外，还要询问有无内科出血史。

（2）临床表现：月经周期紊乱，行经时间半月以上，甚或数月断续不休；亦有停闭数月又突然暴下不止或淋漓不尽；常伴有不同程度的贫血。

（3）检查：

①妇科检查：了解生殖器官有无明显的器质性疾病。

②辅助检查：主要是排除生殖器肿瘤、炎症或全身性疾病（如再生障碍性贫血）、妊娠引起的阴道出血，可根据病情需要选择 B 超、MRI、宫腔镜检查，或诊断性刮宫、基础体温测定等。

三、辨证分型

1. 肾气虚

（1）主要证候：月经初潮来迟，或月经后期量少，渐至闭经；头晕耳鸣，腰酸腿软，小便频数，性欲淡漠；舌淡红，苔薄白，脉沉细。

（2）证候分析：冲任之本在肾，肾气不足，封藏失司，冲任不固，故月经提前，经量增多；肾虚精血不足，故经量少，头晕耳鸣；肾气不足，肾阳虚弱，血失温煦，则经色淡暗、质清稀，面色晦暗；腰府失荣，筋骨不坚，故腰膝酸软。舌淡暗，脉沉细，均为肾虚之征。

2. 肾阴虚证

（1）主要证候：月经初潮来迟，或月经后期量少，渐至闭经；头晕耳鸣，腰膝酸软，或足跟痛，手足心热，甚则潮热盗汗；心烦少寐，颧红唇赤；舌红，苔少或无苔，脉细数。

（2）证候分析：肾阴亏虚，阴虚失守，封藏失司，冲任不固，故月经紊乱，月经后期或量少；阴虚生内热，手足心热，潮热盗汗；水不济火，故心烦少寐。舌红，苔少或无苔，脉细数，亦为肾阴亏虚之象。

3. 肾阳虚证

（1）主要证候：月经初潮来迟，或月经后期量少，渐至闭经；头晕耳鸣，腰痛如折，畏寒肢冷，小便清长，夜尿多，大便溏薄，面色晦黯，或目眶黯黑；舌淡，苔白，脉沉弱。

（2）证候分析：肾阳虚弱，肾气不足，封藏失司，冲任不固，故月经后期或闭经，小便清长；阳虚火衰，畏寒肢冷，头晕耳鸣；肾阳不能温煦腰府，腰痛如折。余证均为阳虚失煦之象。

4. 脾虚型

（1）主要证候：月经停闭数月，肢倦神疲，食欲不振，脘腹胀闷，大便溏薄，面色淡黄；舌淡胖有齿痕，苔白腻，脉缓弱。

（2）证候分析：脾虚气陷，统摄无权，故月经停闭；气虚火不足，故经血色淡而质薄；中气不足，清阳不升，故气短神疲；脾阳不振，则脘腹胀满，大便溏薄；脾虚水湿不运，泛溢肌肤，则面色淡黄。舌淡胖有齿痕，苔白腻，脉缓弱，均为脾虚阳气不足之象。

5. 血虚型

（1）主要证候：月经停闭数月，头晕目花，心悸怔忡，少寐多梦，皮肤不润，面色萎黄；舌淡，苔少，脉细。

（2）证候分析：气虚血少，冲任血海不盈，故月经量少，甚或停闭数月；血虚不能养心，则心悸怔忡，少寐多梦；血虚不能上荣，则面色萎黄。舌淡，脉细，亦属血虚之象。

6. 气滞血瘀型

（1）主要证候：月经停闭数月，小腹胀痛拒按；精神抑郁，烦躁易怒，胸胁胀满，嗳气叹息；舌紫黯或有瘀点，脉沉弦或涩而有力。

（2）证候分析：心情抑郁、烦躁导致肝气瘀滞，瘀血内停，冲任阻滞，故经行涩少、停闭，色紫暗，有血块，小腹胀痛；血块排出则瘀滞稍通，故胀痛减轻；气滞胁肋则胸胁胀满，嗳气叹息。舌紫暗，或有瘀斑、瘀点，脉涩，为瘀血内停之征。

7. 寒凝血瘀型

（1）主要证候：月经停闭数月，小腹冷痛拒按，得热则痛缓，形寒肢冷，面色青白；舌紫黯，苔白，脉沉紧。

（2）证候分析：外感寒邪导致瘀血内停，冲任阻滞，故经行涩少停闭，色紫暗，有血块，小腹冷痛拒按；寒主收引凝滞，形寒肢冷；阳气不温则面青白。舌紫暗，或有瘀斑、瘀点，脉沉紧，为瘀血内停之征。

8. 痰湿阻滞型

（1）主要证候：月经停闭数月，带下量多，色白质稠；形体肥胖，或面浮肢肿，神疲肢倦，头晕目眩，心悸气短，胸脘满闷；舌淡胖，苔白腻，脉滑。

（2）证候分析：痰湿阻于冲任，占住血海，经血不能满溢，故月经数月不行；痰湿下注，损伤带脉，故带下量多，色白质稠；痰湿内盛，故形体肥胖；痰湿困阻脾阳，运化不良，水湿泛溢肌肤，故面浮肢肿，神疲肢倦；痰湿停于心下，清阳不升，故头晕目眩，心悸气短，胸脘满闷。舌淡胖，苔白腻，脉滑，也为痰湿之征。

四、中药治疗

1. 肾气虚

（1）治疗法则：补肾益气，养血调经。

（2）方药举例：大补元煎，加丹参、牛膝。

（3）方药组成：人参、山药、熟地黄、杜仲、当归、山茱萸、枸杞子、炙甘草、丹参、牛膝。

若闭经日久，畏寒肢冷甚者，酌加菟丝子、肉桂、紫河车；夜尿频数者，酌加金樱子、覆盆子。

2. 肾阴虚证

（1）治疗法则：滋肾益阴，养血调经。

（2）方药举例：左归丸。

（3）方药组成：熟地黄、菟丝子、牛膝、龟板胶、鹿角胶、山药、山茱萸、枸杞子。

潮热盗汗者，酌加青蒿、鳖甲、地骨皮；心烦不寐者，酌加柏子仁、丹参、珍珠母；阴虚肺燥，咳嗽咯血者，酌加白及、仙鹤草。

3. 肾阳虚证

（1）治疗法则：温肾助阳，养血调经。

（2）方药举例：十补丸（《济生方》）。

（3）方药组成：熟地黄、山药、山茱萸、泽泻、茯苓、牡丹皮、肉桂、五味子、炮附子、鹿茸。

4. 脾虚型

（1）治疗法则：健脾益气，养血调经。

（2）方药举例：参苓白术散（《和剂局方》），加当归、牛膝。

（3）方药组成：人参、白术、茯苓、白扁豆、甘草、山药、莲子肉、桔梗、薏苡仁、砂仁、当归、牛膝。

5. 血虚型

（1）治疗法则：补血养血，活血调经。

（2）方药举例：小营煎（《景岳全书》），加鸡内金、鸡血藤。

（3）方药组成：当归、熟地黄、白芍、山药、枸杞子、炙甘草、鸡内金、鸡血藤。

6. 气滞血瘀型

（1）治疗法则：行气活血，祛瘀通络。

（2）方药举例：膈下逐瘀汤（《医林改错》）。

（3）方药组成：当归、赤芍、桃仁、川芎、枳壳、红花、延胡索、五灵脂、牡丹皮、乌药、香附、甘草。

7. 寒凝血瘀型

（1）治疗法则：温经散寒，活血调经。

（2）方药举例：温经汤。

（3）方药组成：吴茱萸、麦冬、当归、芍药、川芎、人参、桂枝、阿胶、牡丹皮、生姜、甘草、半夏。

8. 痰湿阻滞型

（1）治疗法则：豁痰除湿，活血通经。

（2）方药举例：丹溪治湿痰方（《丹溪心法》）。

（3）方药组成：苍术、白术、半夏、茯苓、滑石、香附、川芎、当归。

五、中医外治

（1）温针。

①治则：肝肾亏虚、气血不足者补益肝肾、充养气血，针灸并用，补法；气滞血瘀、寒湿凝滞者活血化瘀、温经散寒，针灸并用，泻法。

②取穴：关元、三阴交、天枢、合谷、肾俞。

③加减：肝肾亏虚者加肝俞、太溪，补益肝肾、调理冲任；气血不足者加气海、血海、脾俞、足三里，健脾养胃以化生气血；气滞血瘀者加太冲、期门、膈俞，行气活血、化瘀通经；寒湿凝滞者加命门、大椎，温经散寒、祛湿行滞。每次 25min，每日 1 次，3 个月经周期为 1 个疗程。

（2）穴位埋线：取穴同针灸治疗。每 10 天 1 次，3 个月经周期为 1 个疗程。

（3）耳针：取肾、肝、脾、心、内分泌、内生殖器、皮质下等耳穴。每次选 3～5 穴，以砭石或王不留行籽按压。每周 1 次，3 个月经周期为 1 个疗程。

（4）穴位注射：取肝俞、脾俞、肾俞、气海、关元、归来、血海、足三里。每次选 2～3 穴，用黄芪、当归注射液等中药制剂或胎盘组织液、维生素 B_{12} 注射液，每穴注入 1～2ml。每日 1 次，3 个月经周期为 1 个疗程。

（5）揿针：取关元、三阴交、天枢、合谷、肾俞。每 3～5 天 1 次，3 个月经周期为 1 个疗程。

（6）腹针：引气归元、腹四关、中极、下风湿点、气穴。治疗前 3 天，每天 1 次，以后每隔一天 1 次，每次 25min，3 个月经周期为 1 个疗程。

（7）温灸罐：先用玻璃罐完成背部闪罐、走罐、留罐 10min，后用温灸罐走背部经脉 10min。7～10 天 1 次，3 个月经周期为 1 个疗程。

（8）铺灸/督脉灸：将暖宫药粉、生姜置于患者腹部/督脉/腰部，艾绒点燃 3 壮。7～10 天 1 次，3 个月经周期为 1 个疗程。

六、西医治疗

（1）促排卵及辅助生殖技术治疗。

（2）COS 反应差（POR）、IVF-ET 反复移植失败，考虑 DOR 引起的，推荐药物预处理 GH（推荐等级 I B）、脱氢表雄酮（DHEA）及辅酶 Q10（推荐等级 C）。

（3）性激素治疗（推荐等级 B）。

（4）其他治疗：体外卵巢激活技术和骨髓干细胞输注等（推荐等级 C）。

七、预防与调摄

（一）生活调理

健康心态，均衡饮食，规律作息，适量运动，控制体重，适量补充钙剂和维生素 D，避免接触有害物质。

（二）辅助用药

（1）辅酶Q10：脂溶性物质，与线粒体代谢和氧化磷酸化相关，是人类不可缺少的重要元素之一。辅酶Q10的最主要作用是抗氧化（俗称"抗衰老"），其抗氧化能力是维生素E的40倍。研究表明，随年龄增长而增加的氧自由基导致卵子质量下降，非整倍体上升，高龄妇女卵子中功能完整的线粒体减少，三磷酸腺苷（ATP）含量降低，而胚胎中ATP含量≥2pmol时，受精卵才能着床和继续发育。因此，高龄人群可以补充辅酶Q10（100～300mg/d）来提高卵子的质量，改善妊娠结局。

（2）脱氢表雄酮DHEA：本身雄激素活性较低，在体内可转化为活性较高的雄激素。研究证实，对高龄及卵巢功能减退患者，添加DHEA6周以上可增加卵巢内窦前卵泡与窦卵泡的数量，提高卵巢反应性，在IVF促排卵中增加获卵数，改善卵子及胚胎质量，提高临床妊娠率。

（3）生长激素：IVF促排卵中高龄卵巢功能减退及卵巢低反应患者辅助生长激素（GH）的应用，可以通过增加人卵母细胞GH受体表达，提高功能性线粒体数量和活性，从而改善卵母细胞质量，提高妊娠率和活产率。

（薛丹 来玉芹）

八、典型案例

患者李某，女，37岁，2020年11月20日初诊。

主诉：月经周期缩短、经期延长2年余。现病史：2年前月经周期变为9～10天/23～24天，月经量多，偶尔痛经，LMP：2020年11月5日。曾周期性口服激素药物调经治疗，效果不佳。偶感右下腹隐痛，情绪波动时加重。平素热夜多，纳可，二便调。孕产史：G3P0，人流3次。既往史：卵巢储备功能下降。查体：舌红，少苔，脉细数。

辅助检查：2020年10月22日，基础性六项激素：FSH 3.06mIU/ml、LH 7.28mIU/ml、PRL 19.42ng/ml、T 40.22ng/ml、E2 182.25pg/ml、P 0.23ng/ml，AMH 0.53ng/ml。中医诊断：月经先期（阴虚血热）。西医诊断：①异常子宫出血。②卵巢储备功能减退。

治疗法则：滋阴清热，调理冲任。治疗：①中药两地汤加减7剂。方药组成：

生地黄 30g，玄参 30g，白芍 15g，赤芍 15g，丹参 15g，牡丹皮 10g，麦冬 15g，地骨皮 9g，茯苓 15g，百合 15g，菟丝子 15g，续断 15g，山药 30g，枸杞子 15g，甘草 6g。服药方法：每剂煎煮 2 次，煮沸 30min，熬制成 500ml 的药液，每日服用 2 次，每次 250ml。②针灸。③温灸罐 1 次。

二诊：2020 年 12 月 11 日，现第 8 天，6 天净，量中，小腹微痛，纳眠差，大便干，舌红稍好转，苔黄腻，脉细。处理：①中药两地汤加减 7 剂。②针灸 7 天。③脐灸 1 次。

三诊：2020 年 12 月 18 日，现第 15 天，纳眠稍改善，二便调，舌红，苔黄腻，脉细。处理：①上方去菟丝子、白芍、地骨皮，加杜仲 12g、淫羊藿 12g、川牛膝 15g；服药方法同前。②针灸 7 天。

经过半年调理，患者月经已规律，经期 5～6 天，周期 28～30 天，量中，色红，无血块。

按：患者行人流术 3 次，失血伤阴，阴虚生内热，热扰冲任，冲任不固，经血失于制约，遂致月经提前而至。治宜养阴清热，凉血调经。患者属现代医学"卵巢储备功能下降"范畴，现有生育要求，予联合针刺疗法补肝肾、凉血调经；针刺穴位可取公孙、太溪、三阴交、足三里、血海、气海、关元、肝俞、脾俞、肾俞等；温灸罐清热凉血、温阳补肾，脐灸调冲任。内外联合，以达调经助孕之共功。

（黎翠　来玉芹）

第二章　多囊卵巢综合征

一、西医概述

1.定义

多囊卵巢综合征（PCOS）是一种常见的妇科内分泌疾病。在临床上以雄激素过高的临床或生化表现、稀发排卵或持续无排卵、卵巢多囊样改变为特征，常伴有胰岛素抵抗和肥胖。其病因至今尚未阐明，目前研究认为，其可能是某些遗传基因与环境因素相互作用所致。

2.诊断标准

（1）疑似多囊卵巢综合征：月经稀发或闭经或不规则子宫出血是诊断必需条件。另外，再符合下列两项中的一项，即可诊断为疑似 PCOS：

①高雄激素的临床表现或高雄激素血症；

②超声表现为卵巢多囊样改变。

（2）确定诊断：具备上述疑似 PCOS 诊断条件后还必须逐一排除其他可能引起高雄激素的疾病和引起排卵异常的疾病才能确定诊断。

3.鉴别诊断

（1）卵泡膜细胞增殖症：临床表现及内分泌检查与 PCOS 相仿但更严重，血睾酮高值，血硫酸脱氢表雄酮正常，LH/FSH 比值可正常。卵巢活组织检查，镜下见卵巢皮质黄素化的卵泡膜细胞群，皮质下无类似 PCOS 的多个小卵泡。

（2）肾上腺皮质增生或肿瘤：血清硫酸脱氢表雄酮超过正常范围上限 2 倍时，应与肾上腺皮质增生或肿瘤相鉴别。肾上腺皮质增生患者的血 17α – 羟孕酮明显增高，促肾上腺皮质激素（ACTH）兴奋试验反应亢进，地塞米松抑制试验抑制率 ≤ 70%，肾上腺皮质肿瘤患者对上述两项均无明显反应。

（3）分泌雄激素的卵巢肿瘤：卵巢睾丸母细胞瘤、卵巢门细胞瘤等均可产生大量雄激素。多为单侧、实性肿瘤。超声、CT 或 MRI 可协助定位。

二、中医概述

（一）月经后期

见"第一章　卵巢储备功能下降、卵巢早衰"。

（二）月经先后不定期

1. 定义

月经周期或提前或延后 7 天，并连续 3 个周期以上者，称为"月经先后无定期"。初潮一年内月经周期尚未建立者，或 45 岁后进入更年期的女性，若月经发生上述改变，但无其他不适，均不做月经先后无定期诊断。本病又称"经行或前或后""经乱""月经愆期""经水先后无定期""经行先后无定期"等，为月经周期严重异常的疾病。

2. 诊断标准

（1）病史：有七情内伤或慢性病等病史。

（2）临床表现：以月经周期先后不定为临床特征，至少连续 3 个周期提前或推后 7 天以上；提前时，其周期最短不短于 16 天，常在 16～21 天；延后时，其周期最多不长于 50 天，多在 36～50 天；提前和延后交替出现，经期、经量基本正常。

（3）检查：①妇科检查：内外生殖器官无器质性病变存在。②辅助检查：内分泌激素测定，月经周期中不能形成 LH 高峰，卵巢不能排卵；或虽有排卵，但早期 FSH 相对不足，使卵泡发育延迟；或黄体期 LH 相对不足，黄体不健。基础体温测定为单相，或虽为双相，但低温相期过长或过短，或黄体期过短，高低温差 < 0.3℃。经潮 6h 内子宫内膜活检，在提前周期可示黄体分泌功能不足；无排卵者则呈增生期改变。

（三）崩漏

见"第一章　卵巢储备功能下降、卵巢早衰"。

（四）闭经

见"第一章　卵巢储备功能下降、卵巢早衰"。

三、辨证分型

1. 肾虚型

（1）主要证候：经期错后，量少，色淡黯，质清稀；腰酸腿软，头晕耳鸣，带下清稀，面色晦黯，或面部黯斑；舌淡黯，苔薄白，脉沉细。

（2）证候分析：冲任之本在肾，肾精不足，故月经退后、量少；肾虚精血不足，故经量少，头晕耳鸣；肾气不足，肾阳虚弱，血失温煦，则经色淡暗、质清稀，带下清稀，面色晦暗；腰府失荣，筋骨不坚，故腰膝酸软。舌淡暗，脉沉细，均为肾虚之征。

2. 血虚型

（1）主要证候：经期错后，量少，色淡质稀；小腹空痛，头晕眼花，心悸失眠，皮肤不润，面色苍白或萎黄；舌淡，苔薄，脉细无力。

（2）证候分析：气虚血少，冲任血海不盈，故月经错后、量少，甚或点滴即净；血虚赤色不足，精微不充，故色淡质稀；血虚胞宫失养，则小腹隐痛；血虚不能上荣，则面色萎黄；血虚不能养心，则心悸失眠；不上养于头面，则头晕眼花，面色苍白。舌淡，脉细，亦属血虚之象。

3. 血寒型

（1）虚寒证。

①主要证候：经期错后，量少，色淡质稀；小腹隐痛，喜热喜按，腰酸无力，小便清长，面色㿠白；舌淡，苔白，脉沉迟无力。

②证候分析：阳气不足，阴寒内盛，不能温养脏腑，气血化生不足，冲任不充，血海满溢延迟，故月经推迟而至，量少；阳虚血失温煦，故经色淡红，质稀；阳虚不能温煦子宫，故小腹隐痛，喜暖喜按；阳虚肾气不足，外府失养，故腰酸无力；阳虚内寒，膀胱失于温煦，则小便清长，大便稀溏。舌淡，苔白，脉沉迟或细弱，为虚寒之征。

（2）实寒证。

①主要证候：经期错后，量少，经色紫黯有块；小腹冷痛拒按，得热痛减，畏寒肢冷；舌黯，苔白，脉沉紧或沉迟。

②证候分析：外感寒邪，或过食寒凉，血为寒凝，冲任滞涩，血海不能按时满溢，故周期延后，量少；寒凝冲任，故经色暗，有血块；寒邪客于胞中，气血运行不畅，故小腹冷痛；得热后气血稍通，故小腹得热痛减；寒邪阻滞于内，阳不外达，则畏寒肢冷，面色青白。舌淡暗，苔白，脉沉紧，均为实寒之征。

4. 气滞型

（1）主要证候：经期错后，量少，经色黯红或有血块；小腹胀痛，精神抑郁，胸闷不舒；舌象正常，脉弦。

（2）证候分析：情志内伤，气机郁结，血为气滞，冲任不畅，胞宫、血海不能按时满溢，故经行后期，经量减少，或有血块；肝郁气滞，经脉壅阻，故小腹、胸胁、乳房胀痛。脉弦为气滞之征；若肝郁化热，则舌红，苔微黄，脉弦数。

5.痰湿型

（1）主要证候：经期错后，量少，色淡，质黏；头晕体胖，心悸气短，脘闷恶心，带下量多；舌淡胖，苔白腻，脉滑。

（2）证候分析：痰湿内盛，滞于冲任，气血运行不畅，血海不能如期满溢，故经期错后，量少；痰湿下注胞宫，则经血夹杂黏液；痰湿阻于中焦，气机升降失常，则脘闷呕恶；痰湿壅阻，脾失健运，则形体肥胖，腹满便溏；痰湿流注下焦，损伤任带二脉，带脉失约，故带下量多。舌淡胖，苔白腻，脉滑，均为痰湿之征。

四、中药治疗

1.肾虚型

（1）治疗法则：补肾益气，养血调经。

（2）方药举例：当归地黄汤（《景岳全书》）。

（3）方药组成：当归、熟地黄、山茱萸、山药、杜仲、怀牛膝、甘草。

2.血虚型

（1）治疗法则：补血养营，益气调经。

（2）方药举例：大补元煎（《景岳全书》）。

（3）方药组成：人参、山药、熟地黄、杜仲、当归、山茱萸、枸杞子、炙甘草。

3.血寒型

（1）虚寒证。

①治疗法则：温阳散寒，养血调经。

②方药举例：温经汤（《金匮要略》）。

③方药组成：当归、吴茱萸、桂枝、白芍、川芎、生姜、牡丹皮、半夏、麦冬、人参、阿胶、甘草。

（2）实寒证。

①治疗法则：温经散寒，活血调经。

②方药举例：温经汤（《妇人大全良方》）。

③方药组成：人参、当归、川芎、白芍、肉桂、莪术、牡丹皮、甘草、牛膝。

4.气滞型

（1）治疗法则：理气行滞，活血调经。

（2）方药举例：乌药汤（《兰室秘藏》）。

（3）方药组成：乌药、香附、木香、当归、甘草。

5. 痰湿型

（1）治疗法则：燥湿化痰，理气调经。

（2）方药举例：苍附导痰丸（《叶氏女科证治》）。

（3）方药组成：陈皮、半夏、茯苓、甘草、苍术、香附、胆南星、枳壳、生姜、神曲。

五、中医外治

（一）针法

（1）体针：取穴气海、三阴交、血海、归来。一般多在月经前 3～5 天开始针刺，连刺 3～5 天，下次月经来潮前再针。针刺气海、归来应先排空小便，针尖略斜向会阴部直刺 1～1.5 寸，使针感放散至小腹和会阴部，或大腿内侧。刺四肢穴位时针尖略偏于上，针感可向上传导，有针感后均留针，并间歇捻转，使针感持续，针刺手法采用弱刺法。针刺后可加用悬灸，使热深透于内。

（2）耳针：取卵巢、肾、内分泌、子宫等耳穴。耳针治疗以药籽贴压为好。先在各穴区探得敏感区，然后对准穴位贴压，并每日重按 3～5 次，每次 3～5min，以患者能耐受为度。

（3）头针：取双侧生殖区，针感要求强烈些。3 个月经周期为 1 个疗程。

（4）揿针：取气海、三阴交、血海、归来。每 3～5 天 1 次，3 个月经周期为 1 个疗程。

（5）穴位埋线：取肝俞、脾俞、肾俞、气海、关元、中极、水道、血海、归来。每 7～10 天 1 次，3 个月经周期为 1 个疗程。

（6）腹针：引气归元、腹四关、中极、下风湿点、气穴。治疗前 3 天，每天 1 次，以后每隔 1 天 1 次，每次 25min，3 个月经周期为 1 个疗程。

（二）灸法

（1）气海、三阴交、血海。

①加减：实寒者加天枢、归来；虚寒者加命门、关元。

②方义：气海调补元气，温通下焦，配血海以温养营血；三阴交补益肝、脾、肾三经的阴气。合三穴共收调补冲任、养血和血之效。天枢、归来为足阳明经穴，冲脉隶属阳明，可温通胞脉，活血通络；命门、关元温补肾阳，阳气振而寒凝消。故本方适于寒伤冲任证。

③温针灸：于各穴施术针柄上置艾条寸许，点着自燃。

④艾炷灸：可于上诸穴直接艾炷灸，每穴 5 壮左右，腹部诸穴可以多加 5 壮。

⑤隔姜艾炷灸：在腹部诸穴施艾炷灸时加垫鲜姜片约 2mm 厚，此时，施术各穴相应灸 10 壮以上均可。

⑥艾条悬灸：每次 15 ～ 20min，以穴位灸至局部皮肤红润为度。

（2）气海、血海、三阴交、脾俞、足三里、膈俞。

①方义：气血之海双调，气血双补；脾俞能壮生化之源；足三里、三阴交调中健运，升清降浊，斡旋中州；膈俞乃血之会穴，通理血分之虚。本方适于血虚证。

②温针灸：血海、足三里、三阴交三穴均可用 2 寸毫针随迎随补法加艾条寸许置于针柄，点着自燃；气海穴以 2.5 寸毫针行呼吸补法后再用前温针灸法。

③直接艾炷灸，即血海、足三里、气海均可采用艾炷灸，每穴 5 ～ 7 壮。

④艾条悬灸：对肢体各穴嘱患者自行操作，以耐受为度。

（3）蠡沟、行间、三阴交、气穴。

①方义：蠡沟、行间为足厥阴之荥穴和络穴，泻之可疏肝解郁；气穴乃冲脉与肾经交会穴，配三阴交以养肝阴，以肝脏体阴而用阳故也。本方适用于肝郁气滞型。

②温针泻法：气穴可用毫针行呼吸泻法后，以半寸长艾条置于针柄上，点燃后急吹其火，令其速燃，待针稍凉后即可行开合补泻法，将针取出。其余三穴可同此法。

③艾条悬灸：用点着的艾条，行雀啄灸法，适用于肢体之穴，每穴 10min 左右即可。

（三）其他疗法

（1）扶阳罐：腰背部、腹部为主，7 日 1 次，每次 30min。3 个月经周期为 1 个疗程。

（2）温灸罐：腰背部为主，7 日 1 次，每次 30min。3 个月经周期为 1 个疗程。

（3）腹部推拿：每周 1 次，每次 30min。3 个月经周期为 1 个疗程。

（4）足疗：中药包煮 10min，每日 1 次，每次 20 ～ 30min，泡至足三里部位为佳，水温 40℃左右。3 个月经周期为 1 个疗程。

（5）刮痧疗法：水牛角刮痧板或铜砭刮治，7 日 1 次。3 个月经周期为 1 个疗程。

六、西医治疗

（一）调整生活方式

对肥胖型多囊卵巢综合征患者，应控制饮食和增加运动以降低体重和缩小腰围，可增加胰岛素敏感性，降低胰岛素、睾酮水平，从而恢复排卵及生育功能。

（二）药物治疗

（1）调节月经周期：定期合理应用药物，对抗雄激素作用并调控月经周期非常重要。

①口服避孕药：为雌孕激素联合周期疗法，孕激素通过负反馈抑制垂体 LH 异常高分泌，减少卵巢产生雄激素，并可直接作用于子宫内膜，抑制子宫内膜过度增生和调节月经周期；雌激素可促进肝脏产生性激素结合球蛋白，导致游离睾酮减少。常用口服短效避孕药，周期性服用，疗程一般为 3～6 个月，可重复使用，能有效抑制毛发生长和治疗痤疮。

②孕激素后半周期疗法：可调节月经并保护子宫内膜。对 LH 过高分泌同样有抑制作用，亦可达到恢复排卵效果。

（2）降低血雄激素水平。

①糖皮质激素：地塞米松，每晚 0.25mg 口服，剂量每日不宜超过 0.5mg，以免过度抑制垂体 – 肾上腺轴功能。

②环丙孕酮。

③螺内酯：每日 40～200mg，治疗多毛需要持续用药 6～9 个月。

④改善胰岛素抵抗：二甲双胍，每次口服 500mg，每日 2～3 次。

⑤诱发排卵：氯米芬为一线促排卵药物。

（三）手术治疗

常用腹腔镜下卵巢打孔术、卵巢楔形切除术。

七、预防与调摄

生活上劳逸结合，加强营养及锻炼，增强体质。定期检测血糖、胰岛素水平，同时注意调整情绪，保持心情轻松愉快。

（薛丹　来玉芹）

八、典型案例

患者罗某，女，28 岁，2020 年 6 月 6 日初诊。

主诉：未避孕 2 年余未孕，停经 4 月余。现病史：平素月经不规律，7～8

天 /2～3 月，量中，色红，无血块，无痛经，时有腰酸，LMP：2020 年 1 月 26 日。2 年前起积极试孕，未孕至今，纳眠欠佳，难以入睡，二便调。孕产史：G0P0。既往史：多囊卵巢综合征。

2020 年 6 月 6 日妇科彩超：子宫内膜厚度 7.4mm，双卵巢多囊样改变；尿 HCG（－）。中医诊断：①月经后期。②不孕症（脾肾两虚）。西医诊断：①多囊卵巢综合征。②不孕症。

治疗法则：补肾健脾，调理冲任。治疗：自拟中药四逆散四物汤加减 7 剂。方药组成：甘草 6g，牡丹皮 10g，鸡血藤 15g，茯苓 15g，枳壳 10g，赤小豆 15g，山药 15g，益母草 15g，续断 15g，泽泻 10g，香附 10g，白术 12g，党参 15g，赤芍 10g。服药方法：每剂煎煮 2 次，煮沸 30min，熬制成 500ml 的药液。每日服用 2 次，每次 250ml。

二诊：2020 年 7 月 1 日，现第 3 天，量多，色黯红，夹血块，腰胀，小腹痛。LMP：6 月 29 日。辅助检查：2020 年 7 月 1 日，性六项激素：E_2 22.5pg/ml、FSH 4.19mIU/ml、LH 2.77mIU/ml、P 0.24ng/ml、PRL 17.64ng/ml、T 17.24ng/ml，男方精液检查未见异常。治疗：温经汤加减 4 剂，暖宫散寒，先服。方药组成：桂枝 6g，当归 10g，艾叶 10g，党参 12g，白芍 12g，陈皮 10g，枳壳 10g，丹参 10g，炙甘草 6g，益母草 10g，香附 6g，川芎 10g。四物汤五子衍宗丸合六味地黄丸加减 7 剂，后服。方药组成：桑寄生 15g，续断 15g，杜仲 15g，山茱萸 12g，女贞子 15g，丹参 10g，墨旱莲 10g，茯苓 10g，党参 12g，黄芪 12g，白术 10g，枸杞子 15g，山药 15g，白芍 12g，菟丝子 18g。中药服法同前。

三诊：2020 年 7 月 13 日，现第 15 天，纳寐可，二便调，舌红，苔薄黄，脉细。治疗：①中药补肾活血汤加减 7 剂。方药组成：杜仲 15g，山药 15g，丹参 15g，赤芍 15g，续断 15g，牛膝 10g，川芎 10g，墨旱莲 15g，益母草 15g，桑寄生 15g，菟丝子 18g，当归 10g，枸杞子 15g，淫羊藿 15g，山茱萸 15g。中药服法同前。②埋线 1 次。③脐灸 1 次。

四诊：2020 年 7 月 20 日，现第 22 天，无特殊不适，纳寐可，二便调，舌红，苔薄黄，脉细。治疗：①中药寿胎汤加减 7 剂。方药组成：炙甘草 6g，枸杞子 15g，菟丝子 15g，丹参 10g，续断 15g，黄芩 10g，杜仲 15g，茯苓 10g，淫羊藿 10g，山茱萸 15g，白术 10g，黄芪 15g，桑寄生 15g。中药服法同前。②埋线 1 次。

如此顺应月经周期，经过 3 个月穴位埋线及中医调周治疗，患者月经周期调至 5～7 天 / 30～32 天，量中，色红，无血块，偶有痛经，临床症状改善，彩超监测卵泡发育良好。2022 年 9 月 19 日来诊。诉月经来潮，腰酸，尿频，无腹痛，舌红，苔黄腻，脉细。辅助检查：HCG 958.33mIU/ml，E_2 901.83pg/ml，P > 40ng/ml。2020 年 9 月 26 日彩超：宫内 2 个无回声区，右侧附件区积液（52mm×15mm），盆腔积液 9mm，随访至今，产前检查无异常。

　　按：本例为 PCOS 不孕症患者，诊疗方案采取中西医结合方式。首诊先行西医检查明确相关指标，中药内服采用中医周期疗法，按月经周期气血阴阳转化规律，卵泡期血海空虚，冲任不足，用四物汤五子衍宗丸合六味地黄丸加减治疗，针刺可选中脘、气海、关元、水道、带脉、内关、足三里、三阴交、太溪。治以补益气血、健脾补肾、滋养冲任；排卵期重阴转阳，前方基础上加温肾阳活血之品，促使卵泡顺利外排，治以行气活血、温阳通络；针刺可选天枢、气海、关元、水道、膈俞、阴陵泉、三阴交。黄体期肾阳渐充，治以寿胎汤加减，温肾养血填精，针刺可选中脘、气海、关元、卵巢、血海、阴陵泉、三阴交。月经期因势利导，疏泄功能正常，用温经汤加减，以使经血顺利外排。本例中西医结合，疗程短，效果显著，值得借鉴。

（黎翠　来玉芹）

第三章　痛经

一、西医概述

1. 定义

痛经为最常见的妇科症状之一，指行经前后或月经期出现下腹部疼痛、坠胀，伴有腰酸或其他不适，严重影响生活质量。痛经分为原发性痛经和继发性痛经两类。原发性痛经指生殖器官无器质性病变的痛经。继发性痛经指盆腔器质性疾病，如子宫内膜异位症、子宫腺肌病等引起的痛经。

2. 诊断标准

（1）原发性痛经在青春期多见，常在初潮后 1 ～ 2 年内发病。伴随月经周期规律性发作的以小腹疼痛为主要症状。继发性痛经症状同原发性痛经，子宫内膜异位症引起的继发性痛经常进行性加重。

（2）疼痛多自月经来潮后开始，最早出现在经前 12h，以行经第 1 日疼痛最剧烈，持续 2 ～ 3 日后缓解。疼痛常呈痉挛性。一般不伴有腹肌紧张或反跳痛。

（3）可伴有恶心、呕吐、腹泻、头晕、乏力等症状，严重时面色发白、出冷汗。

（4）妇科检查无异常发现。

3. 鉴别诊断

（1）子宫发育异常：有原发性闭经、痛经、不孕、复发性流产、每次妊娠胎位均不正或难产等病史。

（2）子宫内膜异位症：以往月经来潮时并无疼痛，而从某一个时期开始出现痛经。可发生在月经前、月经时及月经后。

（3）子宫腺肌病：30 岁以上的女性，出现继发性、渐进性加剧的痛经为本病的主要症状。

二、中医概述

1. 定义

女性正值经期或经行前后，出现周期性小腹疼痛，或痛引腰骶，甚至剧痛晕厥者，称为"痛经"，又称"经行腹痛"。

2. 诊断标准

（1）病史：有痛经史，或有经量异常、不孕、放置宫内节育器、盆腔炎等病史。

（2）临床表现：腹痛多发生在经潮前 1～2 天，行经第 1 天达高峰，可呈阵发性痉挛性疼痛或胀痛伴下坠感，严重者可放射到腰骶部、肛门、阴道、股内侧，甚至可见面色苍白、出冷汗、手足发凉等晕厥之象。也有少数于经血将净或经净后 1～2 天才觉腹痛或腰腹疼痛。

（3）检查：

①全身检查：一般不伴腹肌紧张或反跳痛。无阳性体征者属功能性痛经，如盆腔内有粘连、包块、结节或增厚者，可能是盆腔炎症、子宫内膜异位症等疾病所致。部分患者可见子宫体极度屈曲或宫颈口狭窄。

②辅助检查：超声检查、盆腔 MRI、腹腔镜、宫腔镜检查有助于明确痛经病因。

3. 鉴别诊断

（1）经行吐衄：小腹疼痛，多伴有周期性的吐衄或衄血，且经量减少或不行等。

（2）异位妊娠：可有停经史，阴道有少量血，突起一侧少腹撕裂样痛，腹部检查有明显压痛及反跳痛，妊娠试验阳性。

（3）堕胎：有停经史和早孕反应，阴道流血和腹痛时往往可见胚胎排出，妊娠试验阳性或弱阳性。

三、辨证分型

1. 气滞血瘀证

（1）主要证候：经前或经期小腹胀痛拒按，经血量少，行而不畅，血色紫黯有块，块下痛减；乳房胀痛，胸闷不适；舌质黯紫或有瘀点，脉弦。

（2）证候分析：肝失条达，冲任气血瘀滞，经血不利，不通则痛，故经前或经期小腹胀痛拒按，经量少，经血不畅，色黯有块，块下气血暂通而疼痛缓解；肝郁气滞，经脉不利，如乳胀胸闷；舌紫黯、脉弦均属气滞血瘀之象。

2. 寒凝血瘀证

（1）主要证候：经前或经期小腹冷痛拒按，得热痛减；月经或见推后，量少，色黯而有血块；面色青白、肢冷畏寒；舌黯苔白，脉沉紧。

（2）证候分析：寒凝子宫、冲任，血行不畅，故经前或经期小腹冷痛，寒得热化，瘀滞暂通，痛减；寒凝血瘀，冲任失畅，可见月经推后，色黯而有血块；寒邪内盛，阻遏阳气，故面色青白、肢冷畏寒；舌脉均为寒凝血瘀之象。

3. 湿热瘀阻证

（1）主要证候：经前或经期小腹疼痛或胀痛不适，有灼热感，或痛连腰骶，或平时小腹疼痛，经前加剧；经血量多或经期长，色黯红，质稠或夹较多黏液；平素带下量多，色黄质稠有臭味；或伴有低热起伏，小便黄赤；舌质红，苔黄腻，脉滑数或弦数。

（2）证候分析：湿热之邪盘踞冲任子宫，气血失畅，经前血海气血充盈，实热与血互结壅滞不通，故腹痛拒按，痛连腰骶，有灼热感；湿热扰血，故经量多或经期长，经色黯质稠或夹较多黏液；累及任带，则带下异常；湿热缠绵，故有低热起伏；小便黄赤、舌红、苔黄腻、脉滑数均为湿热蕴结之象。

4. 气血虚弱证

（1）主要证候：经期或经后小腹隐隐作痛，喜按或小腹及阴部空坠不适；月经量少，色淡，质清稀；面色无华，头晕心悸，神疲乏力；舌质淡，脉细无力。

（2）证候分析：气血不足，冲任一虚，经行之后，血海更虚，子宫、冲任失于濡养，故经期或经后小腹隐隐作痛，喜按，气虚下陷则空坠不适；气血两虚血海未满而溢，故量少，色淡，质清稀；面色无华、神疲乏力、头晕心悸、舌淡、脉细无力均为气血不足之象。

5. 肾气亏损证

（1）主要证候：经期或经后 1～2 天内小腹绵绵作痛，伴腰骶酸痛；经色黯淡，量少质稀薄；头晕耳鸣，面色晦暗，健忘失眠；舌质淡红，苔薄，脉沉细。

（2）证候分析：肾气虚损，冲任俱虚，精血本已不足，经行之后，血海更虚，子宫、冲任失养，故小腹绵绵作痛，外府不荣则腰骶酸痛不适；精亏血少，阳气不足，故面色晦暗，经色黯淡，量少质稀薄；肾虚脑失所养，则见头晕耳鸣、健忘失眠；舌脉均为肾气不足之象。

四、中药治疗

1. 气滞血瘀证

（1）治疗法则：理气行滞，化瘀止痛。

（2）方药：膈下逐瘀汤加减。

（3）方药组成：五灵脂、当归、川芎、桃仁、牡丹皮、赤芍、乌药、延胡索、甘草、香附、红花、枳壳。

2. 寒凝血瘀证

（1）治疗法则：温经散寒，化瘀止痛。

（2）方药：少腹逐瘀汤加减。

（3）方药组成：小茴香、干姜、延胡索、没药、当归、川芎、官桂、赤芍、蒲黄、五灵脂。

3. 湿热瘀阻证

（1）治疗法则：清热除湿，化瘀止痛。

（2）方药：清热调血汤加减。

（3）方药组成：牡丹皮、黄连、生地黄、当归、白芍、川芎、红花、桃仁、延胡索、莪术、香附。

4. 气血虚弱证

（1）治疗法则：益气养血，调经止痛。

（2）方药：圣愈汤加减。

（3）方药组成：人参、黄芪、熟地黄、当归、川芎、白芍。

5. 肾气亏损证

（1）治疗法则：补肾益精，养血止痛。

（2）方药：益肾调经汤加减。

（3）方药组成：巴戟天、杜仲、续断、乌药、艾叶、当归、熟地黄、白芍、益母草。

五、中医外治

（一）针法

（1）温针。

①取穴：以足太阴经腧穴为主：关元、三阴交、地机、十七椎；加减：寒湿凝滞者加灸水道，温经止痛；气血瘀滞者加合谷、太冲、次髎，调气活血；气血不足者加血海、脾俞、足三里，益气、养血、止痛。

②操作：针刺关元，宜用连续捻转手法，使针感向下传导；寒凝血瘀者针后在小腹部穴位加灸。月经来潮前 3 ～ 5 天开始治疗，发作期每日治疗 1 ～ 2 次，间歇期可隔日 1 次。3 个月经周期为 1 个疗程。

（2）耳针：取子宫、肝、脾、皮质下、内分泌等耳穴，以砭石或王不留行籽按压，5 天 1 次。

（3）穴位注射：取丹参注射液或当归注射液 2ml，取八髎穴，针尖向脊柱方向，每穴注射 0.5ml，八穴交替运用，连续 2 ～ 4 个周期。

（4）穴位埋线：取穴同针灸治疗，10 天 1 次，经期停用。

（二）其他疗法

（1）海伐光（理疗仪）：每日 1 次，每次 20min。

（2）穴位贴敷：取双侧子宫、卵巢穴，每日 1 次，每次 2～4 穴，每次 6～8h。

（3）扶阳罐：腰背部腹部为主，7 日 1 次，每次 30min。

（4）腹部推拿：每周 1 次，每次 30min。

（5）刮痧疗法：水牛角刮痧板或铜砭刮治，每周 3～7 天 1 次。

（6）温灸罐：腰背部为主，7 日 1 次，每次 30min。

（7）灸法：腹部铺灸，督脉灸于月经来潮前 3～5 天开始治疗，7 天 1 次。

（8）灌肠：用活血化瘀药物浓煎成 50ml，于月经来潮前 3～5 天开始灌肠，月经来潮停止。

六、预防与调摄

注重经期、产后卫生，以减少痛经的发生。患者经期保暖，避免受寒；保持精神愉快，气机畅达，则经血流畅；注重调摄，慎勿为外邪所伤；不可过用寒凉或滋腻的药物，忌食生冷之品，均有利于减缓疼痛，促进疾病早期向愈。

（牛聪　来玉芹）

七、典型案例

患者陈某，女，38 岁，2020 年 11 月 12 日初诊。

主诉：经行腹痛、经期延长数年。现病史：平素月经不规律，10～15 天 /28～30 天，色暗红，LMP：2020 年 10 月 30 日。来经后腹痛拒按，左侧甚，牵扯左大腿及后腰部，昨日腹痛加重，口服布洛芬胶囊及热敷后腹痛稍缓解，纳眠可，大便干，小便调。孕产史：G3P3。既往史：子宫腺肌病。查体：舌红，苔黄腻，脉细。

中医诊断：痛经（湿热瘀结型）。西医诊断：子宫腺肌病。

治疗法则：凉血滋阴，化瘀止血。治疗：中药保阴煎加减 3 剂。方药组成：熟地黄 10g，生地黄 16g，炮姜 6g，地榆炭 15g，荆芥炭 16g，仙鹤草 30g，女贞子 16g，续断 15g，白芍 15g，黄芩炭 10g，炙甘草 6g，茜草 10g，墨旱莲 10g，延胡索 12g，川楝子 10g。服药方法：每剂煎煮 2 次，煮沸 30min，熬制成 500ml 的药液，每日服用 2 次，每次 250ml。

二诊：2020 年 11 月 16 日，诉腹痛明显减轻，经净，偶尔左少腹隐痛，大便干，入睡难，易醒，咽干；舌红，苔黄，脉细。妇科彩超：宫肌实质回声不均质，增强回声区和低回声区交织，于子宫肌壁见大小约 23mm×21mm 的肿块回声，肿块形态不规则，无明显边界，内部回声为不均质低回声，提示子宫腺肌病可能。处理：①桂枝茯苓汤加减 7 剂。方药组成：牡丹皮 10g，赤芍 10g，甘草 6g，党参 15g，当归 10g，川芎 10g，茯苓 15g，黄芪 18g，白芍 10g，白术 10g，艾叶 10g，桂枝 10g，路路通 16g，桃仁 10g，鸡血藤 15g。中药服法同前。②针灸 7 天。③脐灸 1 次。

三诊：2020 年 11 月 24 日，诉无腹部疼痛，易疲乏，一般情况可，纳寐可，二便调；舌淡，苔白，脉细。处理：继续予中药桂枝茯苓汤加减 7 剂。温灸罐 1 次，针灸 10 天。

经过 6 个月中医调周治疗，患者经行腹痛明显缓解。

按：患者经行腹痛数年，病程长，平素月经紊乱，经期经色暗红，腹痛，舌红，苔黄腻，脉细，属中医学"经行腹痛"范畴。患者湿热之邪盘踞冲任子宫，气血失畅，经前血海气血充盈，湿热与血互结壅滞不通，故腹痛拒按，痛连腰骶，湿热扰血，故经期长、经色暗。治宜清热除湿，化瘀止痛。患者一诊时经期 10 余天未净，急则治其标，予保阴煎加减化瘀清热，凉血收敛止血。二诊时经净，予桂枝茯苓汤加减清热凉血、活血化瘀祛湿。联合中医外治温灸罐、针灸及脐灸，针刺取穴：气海、关元、子宫、中极、三阴交、命门、血海、八髎穴等，内外结合，共奏化瘀止痛之功。

（黎翠　来玉芹）

第四章　妇人腹痛（盆腔炎性疾病）

一、西医概述

1. 定义

盆腔炎性疾病（pelvic inflammatory disease，PID）简称"盆腔炎"，是女性内生殖器及其周围的结缔组织和盆腔腹膜的炎症。盆腔炎性疾病致病性微生物是由阴道上行发生的，且多为混合感染，延误对 PID 的诊断和有效治疗都可能导致上生殖道感染后遗症。炎症形成的粘连、瘢痕以及盆腔充血，常引起下腹部坠胀、疼痛及腰骶部酸痛、慢性盆腔痛；由于盆腔炎性疾病造成的输卵管组织结构的破坏，局部防御机能减退，若患者仍处于同样的高危因素，可造成盆腔炎的再次感染导致反复发作。

2. 诊断标准

（1）病史：有急性盆腔炎病史以及症状体征明显者；或有自觉症状较多，而无明显盆腔炎病史及阳性体征。

（2）临床表现：多有不孕，异位妊娠，慢性盆腔痛，劳累、性交及月经前后加剧；盆腔炎反复发作。若为输卵管病变可在子宫一侧或两侧触及索条状增粗输卵管，并有压痛；若为输卵管积水或输卵管卵巢囊肿，可在盆腔一侧或两侧触及囊性肿物，活动多受限；若为盆腔结缔组织病变，子宫活动受限或粘连固定，子宫一侧或两侧有片状增厚、压痛，宫骶韧带常增粗、变硬，有触痛。

（3）检查：

①发现患者有子宫压痛、附件压痛、宫颈举痛，如下腹压痛同时又有生殖道感染征象，则可诊断。

②诊断附加条件：口腔温度＞ 38.3℃，宫颈异常黏液脓性分泌物或宫颈脆性增加，阴道分泌物实验室检查发现白细胞增多、血沉增快、C 反应蛋白增高。实验室检查证实有病原体存在。

③特异性诊断标准：子宫内膜活检证实子宫内膜炎；阴道 B 超或磁共振成像检查提示输卵管管壁增厚、管腔积液或有盆腔游离液体、输卵管卵巢包块；腹腔镜检查提示输卵管表面明显充血、输卵管壁水肿、输卵管伞端或浆膜面有脓性渗出物。

3. 鉴别诊断

盆腔炎性疾病应与急性阑尾炎、卵巢肿瘤蒂扭转、异位妊娠、子宫内膜异位症等相鉴别。

（1）急性阑尾炎：可有转移性右下腹痛，多为持续性腹痛逐渐加重，体温轻度升高，体格检查可有右下腹压痛、反跳痛，腹肌紧张，实验室检查白细胞计数升高。

（2）卵巢肿瘤蒂扭转或破裂：多为突然发生或有腹部包块史，腹痛多在下腹一侧，呈阵发性剧烈绞痛；患者可有恶心、呕吐，早期不发热，体格检查腹部有压痛、腹肌紧张，可摸到具有压痛的肿块。

（3）异位妊娠：多突然发作，有停经史、阴道不规则流血，腹痛多为持续性或阵发性加重，疼痛部位多为一侧下腹痛，后发展到全腹。患者可有恶心、内出血或休克症状，体格检查可有下腹压痛、反跳痛，腹肌紧张较轻，辅助检查可用血 HCG 测定，血 HCG 升高，但较正常妊娠低。B 超宫腔内未见妊娠囊，可在宫旁见到包块，包块内可见胎囊、胎芽或胎心搏动，阴道后穹窿穿刺可抽出不凝固血液，内出血较多时可见贫血。

（4）子宫内膜异位症：患者多有痛经史，进行性加重，经量增多或经期延长，可伴有腰痛、性交痛、肛门坠胀感。

二、中医概述

1. 定义

女性不在行经、妊娠及产后期间发生小腹或少腹疼痛，甚则痛连腰骶者，称为"妇人腹痛"，亦称"妇人腹中痛"。

2. 诊断标准

（1）病史：既往有急性盆腔炎、阴道炎、节育及妇科手术感染史，或不洁性生活史。

（2）临床表现：下腹部疼痛，痛连腰骶，可伴有低热起伏，易疲劳，劳则复发，带下增多，月经不调，甚至不孕。

（3）检查：妇科检查子宫压痛，活动受限，宫体一侧或两侧附件增厚，压痛，甚至触及炎性肿块。盆腔 B 超、子宫输卵管造影及腹腔镜检查有助于诊断。

3. 鉴别诊断

（1）肠痈：肠痈可有转移性右下腹痛，多为持续性腹痛逐渐加重，体温轻度升高，体格检查可有右下腹压痛、反跳痛，腹肌紧张。实验室检查白细胞计数升高。

（2）停经腹痛：患者可有恶心、内出血或休克症状，体格检查可有下腹压痛、反跳痛，腹肌紧张较轻，辅助检查可用血 HCG 测定，血 HCG 升高，但较正常妊娠低。B 超宫腔内未见妊娠囊，可在宫旁见到包块，包块内可见胎囊、胎芽或胎心搏动，阴道后穹窿穿刺可抽出不凝固血液，内出血较多时可见贫血。

三、辨证分型

1.湿热瘀结

（1）主要证候：少腹部隐痛，或疼痛拒按，痛连腰骶，低热起伏，经行或劳累时加重；带下量多，色黄，黏稠；胸闷纳呆，口干不欲饮，大便溏，或秘结，小便黄赤；舌体胖大，色黄，苔黄腻，脉弦数或滑数。

（2）证候分析：宿有湿热内蕴，流注下焦，阻滞气血，瘀积冲任，或经期产后，余血未尽，感受湿热之邪，湿热与血搏结，瘀阻冲任，胞脉血行不畅，不通则痛，以致腹痛。

2.气滞血瘀

（1）主要证候：少腹部胀痛或刺痛，经行腰腹疼痛加重，经血量多有块，瘀块排出则痛减；带下量多；婚久不孕，经前情志抑郁，乳房胀痛；舌体紫黯，有瘀斑、瘀点，苔薄，脉弦涩。

（2）证候分析：素性抑郁，或忿怒过度，肝失条达，气机不利，气滞而血瘀，冲任阻滞，胞脉血行不畅，不通则痛，以致腹痛。

3.寒湿凝滞

（1）主要证候：小腹冷痛，或坠胀疼痛，经行腹痛加重；或经行延后，经血量少，色黯；带下淋漓，喜热恶寒，得热痛减，神疲乏力，腰骶冷痛，小便频数，婚久不孕；舌黯红，苔白腻，脉沉迟。

（2）证候分析：经期产后，余血未尽，冒雨涉水，感寒饮冷，或久居寒湿之地，寒湿伤及胞脉，血为寒湿所凝，冲任阻滞，血行不畅，不通则痛，以致腹痛。

4.气虚血瘀

（1）主要证候：下腹部疼痛或结块，缠绵日久，痛连腰骶，经行加重，经血量多有块；带下量多，精神不振，疲乏无力，食少纳呆；舌质黯红，有瘀点，苔白，脉弦涩无力。

（2）证候分析：素禀肾气不足，或早婚、房事不节，损伤肾气，或素体虚弱，饮食劳倦伤脾，中气不足，气虚运血无力，血行瘀滞不畅，不通则痛，以致腹痛。

四、中药治疗

1.湿热瘀结证

（1）治疗法则：清热利湿，化瘀止痛。

（2）方药举例：银甲丸加减。

（3）方药组成：金银花、连翘、升麻、红藤、蒲公英、生鳖甲、紫花地丁、生蒲黄、椿根皮、大青叶、茵陈、琥珀粉、桔梗。

2.气滞血瘀证

（1）治疗法则：活血化瘀，理气止痛。

（2）方药举例：膈下逐瘀汤加减。

（3）方药组成：五灵脂、当归、川芎、桃仁、牡丹皮、赤芍、乌药、延胡索、甘草、香附、红花、枳壳。

3.寒湿凝滞证

（1）治疗法则：祛寒除湿，活血化瘀。

（2）方药举例：慢盆汤加减。

（3）方药组成：红花、丹参、赤芍、葛根、香附、乌药、木香、延胡索、小茴香、桂枝、牡丹皮、泽泻。

4.气虚血瘀证

（1）治疗法则：益气健脾，化瘀散结。

（2）方药举例：理冲汤加减。

（3）方药组成：生黄芪、党参、白术、山药、天花粉、知母、三棱、莪术、鸡内金。

五、中医外治

（一）针法

（1）电针：选气海、中极、归来、子宫等穴，中等刺激得气后在毫针针柄上接电针，选疏密波型（密波频率为 5～100Hz 可调，疏波频率是密波频率的 1/5，疏波时间为 5s，密波时间为 10s），刺激强度以患者耐受为度，留针 25min。从本次月经干净后始针至下次月经来潮时停针为 1 个疗程，共治疗 3 个疗程。

（2）温针：双子宫、气海、关元、中极等穴，腰背部肾俞、命门、腰阳关等穴，下腹部与腰背部交替施灸。从本次月经干净后始针至下次月经来潮时停针为 1 个疗程，共治疗 3 个疗程。

（3）腹针：取中脘、下脘、气海、关元（此四穴在腹针疗法中称为引气归元方）、关元下（关元穴下 0.5 寸）、气穴、外陵、水道穴。肝气郁滞加滑肉门（右）；下腹部有疼痛性硬结加阿是穴；便秘加天枢穴。选用合适规格的腹针，针刺穴位按照由上至下、由里而外的顺序，垂直于皮肤进针，快速刺入皮下，候气 3min，然后将针体缓慢刺入地部，当手下有轻微抵触感时，即为得气；阿是穴可用三角针、三星法或梅花刺法。留针的同时，将长 2cm 纯艾条段点燃，放入脐部专用木灸盒内，置于神阙穴上。留针施灸 30～40min。每星期治疗 3 次，从本次月经干净后始针至下次月经来潮时停针为 1 个疗程，共治疗 3 个疗程。

（4）穴位注射：是一种在传统针刺基础上不断总结研究发展起来的疗法，常用于顽固性的盆腔炎性疾病，且疗效显著。给予黄芪及当归注射液各 2ml 进行局部痛点穴位注射，1 次 / 天，5 次为 1 个疗程，共治疗 3 个疗程。

（5）耳针：取子宫、卵巢、盆腔、内分泌、肾上腺、肝、肾、脾、交感等耳穴，以砭石或王不留行籽按压，每次留贴 3～5 天，共治疗 2 个疗程。

（二）其他疗法

（1）中药保留灌肠：灌肠疗法避免了药物对胃肠道的刺激及消化酶的破坏，能使药物在肠壁、肠系膜及门脉系统维持较高的浓度。直肠和乙状结肠的解剖位置与体内生殖器官毗邻，痔静脉丛与盆腔内诸静脉相互交通，因此中药保留灌肠疗法对临近盆腔炎性疾病的治疗作用更为显著。从本次月经干净后始用至下次月经来潮时停用为 1 个疗程，共治疗 3 个疗程。

（2）阴道置药：将清热利湿活血的中药制剂塞入患者阴道穹窿部，使药物在病变部位直接产生作用，从而促进病变局部血液循环及炎症的吸收，可提高临床疗效。阴道置中成药能活血解毒、清热，并利于炎症的吸收。

（3）灸法：是通过刺激腧穴经络的方法，以达到温经通络、活血行气、消肿散结、消寒祛湿、回阳救逆及预防保健的作用，包括督脉灸、铺灸、固本灸等。

（4）中药外敷：是一种操作简单、方便的中医外治法，是将中药直接作用于患者皮肤，中药通过皮肤、毛窍渗透到病变处，从而促进炎症病理产物的吸收和消散。频次多为 1 次 / 天，1 次外敷时长 90min，或 2 次 / 天，1 次外敷时长 40min。从本次月经干净后始针至下次月经来潮时停针为 1 个疗程，共治疗 3 个疗程。

（5）海伐光（理疗仪）：月经期治疗，1 次 / 天，每次 25min，5 次为 1 个疗程，共治疗 3 个疗程。

六、西医治疗

西医治疗盆腔炎性疾病尚无特效方法，主要根据美国 2015 年疾病控制和预防中心的诊治规范，以广谱、经验性抗生素进行抗感染治疗为主，必要时行手术治疗。宫颈和子宫内膜筛查无阳性发现并不能排除上生殖道感染，因此所有的治疗方案均必须对沙眼衣原体和淋菌有效。目前，尚不明确是否有必要根除厌氧菌，并不清楚临床或无症状盆腔炎性疾病的最佳治疗方案和远期疗效。盆腔炎性疾病远期后遗症的治疗方法主要包括手术治疗、药物治疗和理疗等。

七、预防与调摄

（1）忌酸辣刺激性饮食。
（2）坚持个人卫生保健。
（3）积极锻炼身体，增强体质。
（4）解除思想顾虑，正确认识疾病，增强治疗的信心。

（蒋娟　来玉芹）

八、典型案例

患者莫某，女，38 岁，2022 年 11 月 17 日初诊。

主诉：反复下腹隐痛 2 年余。现病史：平素月经规律，6 ～ 7 天 /35 天，量少，色暗红，LMP：2022 年 10 月 28 日。现第 21 天，乳房胀痛，平素易怒，纳眠可，二便调。孕产史：G4P2，顺产 2 次，孕 10+ 周行人流术 2 次。既往史：子宫内膜炎病史，子宫内膜息肉摘除术史。查体：舌质暗红，苔黄微腻，脉细滑。

中医诊断：妇人腹痛（湿热瘀结）。西医诊断：子宫内膜炎。

治疗法则：清热利湿，化瘀止痛。治疗：①自拟中药盆腔炎方 7 剂。方药组成：党参 15g，山药 15g，黄芩 10g，泽泻 10g，白术 15g，盐杜仲 15g，枸杞子 15g，赤芍 15g，茯苓 15g，续断 15g，桑寄生 15g，丹参 15g。②针灸 7 次。服药方法：每剂煎煮 2 次，煮沸 30min，熬制成 500ml 的药液，每日服用 2 次，每次 250ml。

二诊：2023 年 1 月 29 日，现第 28 天，LMP：2023 年 1 月 2 日。纳眠可，二便调，舌质暗红，苔黄，脉细。日前宫腔镜下诊刮，2023 年 1 月 16 日子宫内膜活检病理报告：炎症性子宫内膜炎，CD38（48 个 /HP），CD128（50 个 /HPF）。处理：①中药盆腔炎方加减 4 剂。方药组成：皂角刺 15g，甘草 10g，党参 15g，鸡血藤 10g，白芍 15g，赤芍 15g，牡丹皮 12g，麸炒枳 10g，甜叶菊 2g，大血藤 30g，瓜蒌皮 15g，黄芩 6g，女贞子 15g，北柴胡 10g，茯苓 12g。②温灸罐 1 次。③温针

4天。④隔物灸1次。经过4个月中医调周治疗，患者反复下腹隐痛症状已明显缓解。

　　按：患者反复下腹隐痛2年，病程较长，平素易怒，舌质暗红，苔黄微腻，脉滑细，属中医学"妇人腹痛"范畴。责其素有湿热内蕴，流注下焦，阻滞气血，瘀积冲任，胞脉血行不畅，不通则痛，以致腹痛。治宜清热利湿，化瘀止痛。自拟盆腔炎方中泽泻利水渗湿、泄热，黄芩清热燥湿、泻火解毒，大血藤清热解毒，茯苓健脾利水渗湿，党参、山药、杜仲、枸杞子等补肝肾健脾以扶正祛邪。针刺穴位取双子宫、气海、关元、中极、肾俞、命门、阳陵泉等。

（黎翠　来玉芹）

第五章　胎漏

一、西医概述

1. 定义

胎漏在西医中通常对应"先兆流产"，是指妊娠期间出现的阴道少量出血，时出时止或淋漓不断，但无腰酸、腹痛、小腹下坠等症状。这种情况多发生在妊娠早期，是妊娠期常见的出血性疾病。

2. 诊断标准

先兆流产的诊断主要依据病史、临床表现和辅助检查。

（1）病史：有停经史，且可有早孕反应，常有孕后不节房事史、人工流产或自然流产史。

（2）临床表现：妊娠期间阴道少量出血，时出时止，无腰酸、腹痛或小腹下坠。检查示子宫颈口未开，子宫大小与停经月份相符。

（3）辅助检查：尿妊娠试验阳性，B超检查提示宫内妊娠，胎儿存活。

3. 鉴别诊断

先兆流产应与异位妊娠、异常子宫出血等相鉴别。

（1）异位妊娠：多突然发作，有停经史、阴道不规则流血，腹痛多为持续性或阵发性加重，疼痛部位多为一侧下腹痛，后发展到全腹。患者可有恶心、内出血症状或休克，体格检查可有下腹压痛、反跳痛，腹肌紧张较轻，辅助检查可用血HCG测定，血HCG升高，但较正常妊娠低。B超宫腔内未见妊娠囊，可在宫旁见到包块，包块内可见胎囊、胎芽或胎心搏动，后穹窿穿刺可抽出不凝固血液，内出血较多时可见贫血。

（2）异常子宫出血：无妊娠反应，阴道出血量不规则且常多于先兆流产，尿妊娠试验阴性。

二、中医概述

1. 定义

妊娠期阴道少量出血，时下时止，或淋漓不断，而无腰酸腹痛，称为"胎漏"，亦称"胞漏"或"漏胎"等。本病发生在妊娠早期，类似于西医学的先兆流产。经过治疗，出血迅速停止，兼证消失，多能继续妊娠；反之，若阴道流血逐渐增多，兼证加重，结合有关检查，确属胎堕难留者，切不可再行安胎，宜以去胎益母为要。本病若发生在妊娠晚期，则类似于西医学的前置胎盘，诊疗中应予以高度重视。

2. 诊断标准

（1）病史：有停经史，并可有早孕反应。

（2）临床表现：妊娠后出现少量阴道流血，时下时止，或淋漓不断，无腰酸腹痛。

（3）检查：

①妇科检查：子宫颈口未开，胎膜未破，子宫大小与停经月份相符合。

②实验室检查：妊娠试验阳性。

③B超检查：可见完整胎囊，或有胎心、胎动。

3. 鉴别诊断

胎漏应与胎动不安、堕胎小产、葡萄胎（鬼胎）、异位妊娠相鉴别，详见表5-1。

表5-1 胎漏、胎动不安、堕胎小产、葡萄胎、异位妊娠鉴别要点

病名	相同点	不同点		
		出血	下腹痛	组织物排出
胎漏	停经，血HCG均为阳性	少量，色淡红、黯红或鲜红	无	无
胎动不安		不流血，或有少量流血	轻	无
堕胎小产（胎堕难留，胎堕不全）		流血由少而多	由轻至重	很明显且随腰酸腹胀加重，最后胎儿产出或嵌顿，残留
葡萄胎（鬼胎）		流血不规则	阵发性下腹部疼痛，常发生于阴道流血前	有水疱样组织排出
异位妊娠	停经，血HCG均为阳性	间断或持续少量出血，外出血与腹痛无明显关系	突发剧烈疼痛，甚至休克	可有蜕膜管型排出

三、辨证分型

辨证时要根据阴道流血的量、色、质及其兼证、舌脉等综合分析始能确诊。

1. 肾虚

（1）主要证候：妊娠期阴道少量下血，色淡质稀；头晕耳鸣，腰膝酸软，小便频数；舌淡，苔白，脉沉滑无力。

（2）证候分析：孕妇先天肾气不足，或房事不节，损伤肾气，肾虚则冲任不固，不能制约经血，以致胎漏下血。

2.气虚

（1）主要证候：妊娠期阴道少量下血，色淡红，质稀薄；神疲肢倦，气短懒言，面色㿠白；舌淡，苔薄白，脉滑无力。

（2）证候分析：孕妇素体虚弱，或饮食劳倦伤脾，或久病伤气，气虚则冲任不固，血失统摄，致胎漏下血。

3.血热

（1）主要证候：妊娠期阴道下血，色深红或鲜红，质稠；心烦少寐，口渴饮冷，溲黄便结，面红唇赤；舌红，苔黄，脉滑数。

（2）证候分析：素体阳盛，或七情郁结化热，或外感邪热，或阴虚生内热，热扰冲任，迫血妄行，遂为胎漏。

四、中药治疗

治疗以止血安胎为主，并根据不同的证型分别采用补肾、益气、清热等法。遣方用药时不宜过用滋腻、温燥、苦寒之品，以免影响气血的生化与运行，有碍胎儿发育。

1.肾虚型

（1）治疗法则：补肾固冲，止血安胎。

（2）方药举例：寿胎丸（《医学衷中参西录》），加艾叶炭。

（3）方药组成：菟丝子、桑寄生、续断、阿胶、艾叶炭。

方中，菟丝子补肾益精安胎；桑寄生、续断，固肾壮腰以系胎；阿胶、艾叶炭，养血止血安胎。全方重在补益肾气、固摄冲任，肾气足则冲任固而胎漏自止。兼气虚下坠甚者，酌加党参、黄芪，益气安胎。

2.气虚型

（1）治疗法则：益气养血，固冲止血。

（2）方药举例：固下益气汤（《临证指南医案》）。

（3）方药组成：人参、白术、熟地黄、阿胶、白芍、炙甘草、砂仁、艾叶炭。

方中，人参、白术、炙甘草，补中益气，固摄冲任；熟地黄、白芍，补血以濡养胎元；阿胶、艾叶炭，养血止血安胎；砂仁，理气安胎，使补而不滞。全方有益气养血、固冲止血之效。

3. 血热型

（1）治疗法则：清热凉血，固冲止血。

（2）方药举例：加味阿胶汤（《医宗金鉴》），去当归。

（3）方药组成：阿胶、艾叶、生地黄、白芍、杜仲、白术、黑栀子、侧柏叶、黄芩。

方中，黑栀子、侧柏叶、黄芩，清热止血安胎；生地黄、白芍，养血凉血安胎；杜仲、白术，补肾健脾以固胎；阿胶、艾叶，养血止血安胎。全方有清热凉血、止血安胎之效。

五、西医治疗

（1）卧床休息，禁性生活，必要时给予对胎儿危害小的镇静剂。

（2）黄体功能不足者可给予肌内注射黄体酮 10 ～ 20mg，每日或隔日 1 次；口服维生素 E 30 ～ 50mg，每日 2 次；口服黄体酮片（地屈孕酮）或黄体酮胶囊，或使用黄体酮阴道制剂。甲状腺功能减退者可口服甲状腺素片 0.03 ～ 0.06g，每日 1 次。经治疗 2 周，若阴道流血停止，超声提示胚胎存活，可继续妊娠。

（3）若临床症状加重，超声发现胚胎发育不良，血 β-hCG 持续不升或下降，表明流产不可避免，应终止妊娠。此外，应重视心理治疗，安抚情绪，增强信心。

六、典型案例

患者赵某，女，31 岁，已婚，2023 年 3 月 15 日初诊。

主诉：停经 45 天，阴道少量流血 3 天，伴腰酸、腹痛。患者平素月经规律，周期 28 天，经期 5 天。末次月经为 2023 年 1 月 30 日。停经 35 天时，自测尿妊娠试验阳性。3 天前，患者无明显诱因出现阴道少量褐色分泌物，伴轻微下腹坠痛及腰酸，无明显早孕反应，无阴道流液及组织物排出，舌质淡红，边有齿痕，苔薄白，脉沉滑，尺脉弱。既往有 1 次自然流产史（孕 8 周胚胎停育，行药流＋清宫术）。

辅助检查：2023 年 3 月 13 日血 HCG：42000mIU/ml，孕酮：25.5ng/ml。妇科彩超：宫内早孕（符合 6 周＋，胎心未及），宫腔积液（1.0×1.5cm）。中医诊断：胎漏（脾肾两虚证）。西医诊断：先兆流产。

治疗法则：补肾健脾安胎。治疗：寿胎丸加味。方药组成：菟丝子 30g，续断 30g，桑寄生 15g，阿胶 10g（烊化），白术 15g，黄芪 20g，黄芩 10g，砂仁 6g（后下），苎麻根炭 30g，莲房炭 15g，墨旱莲 30g，杜仲 12g，三七粉 3g（冲服）。水煎服，每日 1 剂。针灸治疗：取穴关元、足三里、三阴交、太溪，每日 1 次，共 3 次。

二诊：2023 年 3 月 22 日，诉阴道流血停止，偶有腰酸，无腹痛，早孕反应逐渐加重。纳眠可，二便调。查血 HCG 72000mIU/ml，孕酮 35.0ng/ml。妇科彩超：宫内早孕（符合 7 周 +，胎心 140 次 / 分，规律）。处理：继续服用初诊中药方剂 7 剂。

三诊：2023 年 3 月 29 日，诉腰酸消失，无腹痛，早孕反应明显，无阴道流血。查血 HCG 120000mIU/ml，孕酮 40.5ng/ml。妇科彩超：宫内早孕（符合 9 周 +，胎心 160 次 / 分，规律）。处理：停用所有药物，嘱患者定期产检，注意休息，避免劳累及性生活。

按：该患者在初诊时表现为典型的先兆流产症状，中医辨证为脾肾两虚证，治疗以补肾健脾、固冲安胎为主，结合西医孕激素补充治疗，取得了良好效果。经过二诊和三诊的随访，患者症状逐渐缓解，胎儿发育良好，最终成功保胎。

第六章　胎动不安（先兆流产）

一、西医概述

1. 定义

胎动不安在西医中对应"先兆流产"，是指妊娠 28 周前，胚胎或胎儿尚未排出，但出现流产征象者。主要表现为妊娠期间出现腰酸、腹痛、小腹下坠，或伴有少量阴道出血，但宫颈口未开，妊娠物尚未排出。

2. 诊断标准

（1）病史：有停经史和早孕反应。

（2）症状：出现腰酸、腹痛、小腹下坠，或伴有少量阴道出血。

（3）妇科检查：子宫颈口未开，子宫大小与妊娠周数相符。

（4）辅助检查：尿妊娠试验阳性或血 β-HCG 值升高，B 超提示宫内妊娠。

3. 鉴别诊断

（1）异位妊娠：停经后出现不规则阴道流血，伴有下腹一侧撕裂样剧痛。B 超提示宫腔内无孕囊，附件区可能有包块。

（2）难免流产：宫颈口已开，阴道流血量增多，阵发性下腹痛加剧。妇科检查宫颈口扩张，部分妊娠物可能已排出。与胎动不安相比，难免流产的宫颈口已开，症状更为严重。

（3）葡萄胎：停经后不规则阴道流血，子宫异常增大。B 超提示宫内无正常胎儿，血 β-HCG 水平明显高于正常妊娠。葡萄胎的子宫往往大于同期妊娠子宫，血 β-HCG 水平异常升高。

二、中医概述

1. 定义

妊娠期腰酸、腹痛、小腹下坠，或伴有少量阴道出血，称"胎动不安"。胎动不安是堕胎、小产的先兆，多发生在妊娠早期，少数在妊娠中期。西医称为"先兆流产"。

2. 诊断标准

（1）病史：常有孕后不节房事史，人工流产、自然流产史或宿有癥瘕史。

（2）临床表现：妊娠期出现少量阴道出血，而无明显腰酸、腹痛，脉滑，可诊断为胎漏；若妊娠期出现腰酸、腹痛、小腹下坠，或伴有少量阴道出血，脉滑，可诊断为胎动不安。

（3）检查：

①妇科检查：子宫颈口未开，子宫增大与孕月相符。

②辅助检查：妊娠试验阳性，B超提示宫内妊娠、活胎。

3. 鉴别诊断

胎动不安是以胚胎、胎儿存活为前提，首辨胚胎存活与否，并要与妊娠期有阴道出血或腹痛的疾病相鉴别，如胎漏、异位妊娠、葡萄胎（鬼胎）等病相鉴别，见"第五章　胎漏"表5-1。

三、辨证分型

1. 肾虚

（1）主要证候：妊娠期阴道少量出血，色淡黯；腰酸、腹痛、下坠，或曾屡孕屡堕，头晕耳鸣，夜尿多，眼眶黯黑或有面部瘀斑；舌淡黯，苔白，脉沉细滑，尺脉弱。

（2）证候分析：素禀肾气不足，或孕后房事不节，损伤肾气，肾虚冲任不固，胎失所系，以致胎动不安。

2. 气虚

（1）主要证候：妊娠期阴道少量出血，色淡红，质清稀；或小腹空坠而痛、腰酸，面色㿠白，心悸气短，神疲肢倦；舌质淡，苔薄白，脉细弱略滑。

（2）证候分析：素体虚弱，或饮食过度，损伤脾气，或大病损伤正气，气虚冲任不固，胎失所载，以致胎动不安。

3. 血虚

（1）主要证候：同"气虚"。

（2）证候分析：素体阴血不足，或久病耗血伤阴，或孕后脾胃虚弱，恶阻较重，化源不足而血虚，血虚则冲任血少，胎失所养，而致胎动不安。

4. 血热

（1）主要证候：妊娠期阴道少量出血，色鲜红或深红，质稠；或腰酸，口苦咽干，心烦不安，便结溺黄；舌质红，苔黄，脉滑数。

（2）证候分析：孕妇素体阳盛，或肝郁化热，或过食辛燥助阳之品，或外感邪热，遂致阳盛血热，热扰冲任，损伤胎气，以致胎动不安。

5. 外伤

（1）主要证候：妊娠期间跌仆闪挫，或劳力过度，继发腰腹疼痛，胎动下坠，或伴阴道流血，精神倦怠，脉滑无力。

（2）证候分析：孕后不慎跌仆闪挫，或登高持重，或劳力过度，使气血紊乱，冲任失调，不能载胎养胎，而致胎动不安。

6. 癥瘕伤胎

（1）主要证候：宿有癥积，孕后常有腰酸腹痛下坠，阴道不时出血，色黯红；或妊娠期跌仆闪挫，继而腹痛或阴道少量出血；舌黯红，或有瘀斑，脉弦滑或沉弦。

（2）证候分析：孕妇宿有癥瘤之疾，瘀阻胞脉，孕后冲任气血失调，血不归经，胎失摄养，而致胎动不安。

四、中药治疗

1. 肾虚证

（1）治疗法则：补肾健脾，益气安胎。

（2）方药举例：寿胎丸（《医学衷中参西录》）加减。

（3）方药组成：菟丝子、桑寄生、川续断、阿胶、苎麻根、杜仲。

2. 肾虚血热证

（1）治疗法则：清热凉血，养血安胎。

（2）方药举例：寿胎丸（《医学衷中参西录》合保阴煎《景岳全书》）加减。

（3）方药组成：生地黄、熟地黄、白芍、黄芩、黄柏、续断、菟丝子、桑寄生、阿胶、旱莲草。

3. 气血虚弱证

（1）治疗法则：补气养血，固肾安胎。

（2）方药举例：胎元饮（《景岳全书》）加减。

（3）方药组成：人参、白术、炙甘草、当归、白芍、熟地黄、杜仲、陈皮。

4. 肾虚血瘀证

（1）治疗法则：活血化瘀，补肾安胎。

（2）方药举例：圣愈汤（《兰室秘藏》），或阿胶散（《济阴纲目》），或桂枝茯苓丸（《金匮要略》），加减。

（3）方药组成：黄芪、人参、当归、川芎、熟地黄、生地黄、阿胶、艾叶、甘草、桂枝、茯苓、桃仁、牡丹皮。

五、西医治疗

（1）卧床休息，禁性生活，必要时给予对胎儿危害小的镇静剂。

（2）黄体功能不足者可给予肌内注射黄体酮 10 ～ 20mg，每日或隔日 1 次；口服维生素 E 30 ～ 50mg，每日 2 次；口服黄体酮片（地屈孕酮）或黄体酮胶囊，或使用黄体酮阴道制剂。甲状腺功能减退者可口服甲状腺素片 0.03 ～ 0.06g，每日 1 次。经治疗 2 周，若阴道流血停止，超声提示胚胎存活，可继续妊娠。

（3）若临床症状加重，超声发现胚胎发育不良，血 β-hCG 持续不升或下降，表明流产不可避免，应终止妊娠。此外，应重视心理治疗，安抚情绪，增强信心。

六、典型案例

田某，女，27 岁，2023 年 5 月 31 日初诊。

主诉：停经 55 天，阴道间断流血伴腹痛 20 天。患者平素月经规律，末次月经为 2023 年 4 月 6 日。停经 35 天时因劳累出现阴道少量流血，量少色淡，活动后加重，卧床休息后减轻。曾于当地医院肌注黄体酮 60mg 后出血停止。但 5 月 20 日再次出现阴道流血，伴腰背酸痛，小腹隐痛，乏力倦怠，头晕心悸。现阴道少量流血，色淡红，伴小腹隐痛，腰背酸痛，活动后头晕心悸，乏力倦怠，少气懒言，腹胀纳呆。舌质淡红，边有齿痕，苔薄白，脉沉细弱。

中医诊断：胎动不安（脾肾亏虚、胎元不固）。西医诊断：先兆流产。

治疗法则：补肾健脾、固冲止血安胎。治疗：寿胎丸合胎元饮加减。方药组成：菟丝子 30g，川续断 30g，桑寄生 15g，阿胶 12g（烊化），炒白术 12g，党参 30g，黄芪 30g，杜仲 12g，苎麻根 30g，墨旱莲 12g，白芍 15g，生地黄炭 15g，甘草 6g。水煎服，每日 1 剂，分早晚 2 次服用，共 3 剂。

二诊：2023 年 6 月 4 日，服药后阴道流血减少，小腹隐痛及腰背酸痛缓解，乏力倦怠减轻，但仍偶有头晕心悸。继续健脾补肾、固冲止血。方药组成：在初诊方基础上加减，增加补气健脾力度，继续服用 7 剂。

三诊：2023 年 6 月 11 日：阴道流血停止，无小腹痛、下坠感及腰痛，头晕心悸消失，纳眠可，二便调。复查 B 超提示宫内妊娠正常，宫腔积液消失。固肾健脾益气安胎，调理气血冲任。方药组成：以寿胎丸为主方，酌情选用三七、丹参、蒲黄等化瘀止血之品，继续巩固治疗。

患者经中医辨证施治后，症状明显改善，胎儿发育良好，最终成功保胎。

按：本案例中，患者以脾肾亏虚为主，中医治疗以健脾补肾、固冲止血为核心。通过辨证施治，结合寿胎丸、胎元饮等经典方剂，取得了良好的治疗效果。中医强调"脾肾兼顾，气血双补"，在安胎过程中发挥了重要作用。

第七章　滑胎

一、西医概述

1. 定义

滑胎在西医中称为"复发性流产"，是指与同一配偶连续发生 2 次或 2 次以上自然流产。流产通常发生在妊娠 28 周之前，胎儿体重不足 1000 克。

2. 诊断标准

（1）病史：连续发生 2 次或 2 次以上自然流产。流产多发生在同一妊娠月份，既往病史中需排除外力因素导致的流产。

（2）妇科检查：评估子宫发育情况，排除子宫畸形、宫颈机能不全等。

（3）实验室检查：夫妻双方染色体检查，排除染色体异常。女方内分泌功能检查，包括黄体功能、甲状腺功能等。血清抗体检测，如抗心磷脂抗体等。

（4）影像学检查：B 超或子宫输卵管造影，评估子宫形态和宫腔情况。

3. 鉴别诊断

（1）单次流产：单次流产可能由胚胎染色体异常、感染或偶然因素引起，而滑胎具有连续性。

（2）生殖道畸形相关流产：子宫畸形（如子宫纵隔、双角子宫）常导致中晚期流产，需通过影像学检查明确诊断。

（3）内分泌异常相关流产：甲状腺功能异常、黄体功能不全等内分泌问题需通过实验室检查明确。

（4）免疫因素相关流产：自身免疫性疾病或抗磷脂综合征等可通过血清抗体检测诊断。

二、中医概述

1. 定义

凡堕胎、小产连续发生 3 次及以上，称为"滑胎"，亦称"数堕胎"。本病类似于西医学的复发性流产。但有些古代医著所言滑胎，是指临产催生的方法，不是"滑胎"病证，不属本章讨论范围。

2. 诊断标准

滑胎的诊断，应注意其连续性、自然性和应期而下的发病特点。

（1）病史：堕胎或小产连续发生 3 次及以上，且多数发生在同一个妊娠月。

（2）临床表现：孕前多有腰酸乏力的症状；后可无明显症状，或有腰酸腹痛，或阴道有少量流血等胎动不安的症状。子宫颈内口松弛的中晚期流产者，多无自觉症状，突然阵发腹痛，胎儿随之排出。

（3）检查：

①妇科检查：子宫畸形，子宫颈内口松弛可引起滑胎。

②实验室检查：卵巢功能检查，如黄体功能、垂体功能等。夫妇双方染色体检查和血型检查，男方精子检查，免疫功能检查，其他风疹病毒、巨细胞病毒、弓形虫等病原体等相关检查有助于诊断。

③其他检查：B 超检查子宫形态、胚胎状况、子宫颈内口宽度有助于诊断，有流产史，子宫颈内口宽于 19mm 者，诊断子宫颈内口松弛有意义。子宫输卵管造影、宫腔镜可了解生殖道畸形、黏膜下肌瘤、宫腔粘连等情况。

三、辨证分型

滑胎主要机理是冲任损伤，胎元不固，或胚胎缺陷，不能成形，故而屡孕屡堕。常见分型有肾气亏损和气血两虚等。

1. 肾气亏损

（1）主要证候：屡孕屡堕，甚或如期而堕；头晕耳鸣，腰酸膝软，精神萎靡，夜尿频多，目眶黯黑，或面色晦暗；舌淡，苔白，脉沉弱。

（2）证候分析：先天禀赋不足，肾气未充，或因孕后房事不节，纵欲所伤，以致肾气亏虚，冲任不固，胎失所系，而致屡孕屡堕遂为滑胎。

2. 气血两虚

（1）主要证候：屡孕屡堕，头晕眼花，神倦乏力，心悸气短，面色苍白；舌淡，苔薄，脉细弱。

（2）证候分析：素体虚弱，气血不足，或饮食、劳倦伤脾，气血化源不足，或大病久病，耗气伤血，都可导致气血两虚，冲任不足，不能载胎养胎，故致屡孕屡堕而为滑胎。

四、中药治疗

"虚则补之"是滑胎病证的主要施治原则，并应掌握"预防为主、防治结合"的原则。在未孕前宜以补肾健脾、益气养血、调固冲任为主。妊娠之后或怀疑有孕之后，即应保胎治疗，不要等到有流产先兆症状出现才去保胎。服药期限应超过以往滑胎月份之后，且无胎漏、胎动不安征象时，方可停药观察之。

1. 肾气亏损型

（1）治疗法则：补肾固冲安胎。

（2）方药举例：补肾固冲丸（《中医学新编》）。

（3）方药组成：菟丝子、续断、巴戟天、杜仲、当归、熟地黄、鹿角霜、枸杞子、阿胶、党参、白术、大枣、砂仁。

（4）方中，菟丝子、续断、巴戟天、杜仲、鹿角霜，补肾益精髓，固冲安胎；当归、熟地黄、枸杞子、阿胶，滋肾填精、养血安胎；党参、白术、大枣，健脾益气以资化源；砂仁，理气安胎，使补而不滞。全方合用，使肾气健旺，胎有所系，载养正常，则自无堕胎之虑。

2. 气血两虚型

（1）治疗法则：益气养血安胎。

（2）方药举例：泰山磐石散（《景岳全书》）。

（3）方药组成：人参、黄芪、当归、续断、黄芩、川芎、白芍、熟地黄、白术、炙甘草、砂仁、糯米。

方中，人参、黄芪、白术、甘草，补中益气以载胎；当归、白芍、川芎、熟地黄，补血以养胎；砂仁、糯米，调养脾胃以安胎；续断，补肾强腰以固胎；白术、黄芩，为安胎要药。全方合用，有双补气血、固冲安胎之效。

五、中医外治

1. 针灸疗法

针刺百会、肾俞、足三里、太溪、列缺等，随证选取 5～8 穴针刺，偏虚寒者加灸法，偏热者不灸。每日 1 次。百会位于巅顶，百脉之宗，联系脑部，为手足三阳经与督脉交会，可通达脉络；穴性属阳，又阳中寓阴，能连贯周身经穴，通达阴阳脉络，是调节全身各经脉之经气要穴。百会具有健髓宁神、疏肝解郁、升阳开窍、安神定志之效，针刺百会可达协调脏腑、宁神解郁目的。肾俞为肾之背腧穴，是肾脏之气输注之处，是补肾和强肾的要穴，具有补肾壮阳的作用。另外也有研究表明，温针灸肾俞穴能明显调节性激素，提升雌二醇和孕酮水平。太溪穴为足少阴肾经的原穴，原既是本源，有原气的意思，原穴是导源于肾间动气，是人体生命活动的原动力，通于三焦，行于脏腑，是十二经的根本。列缺穴为手太阴肺经之络穴，八脉交会穴之一，通任脉，具有宣畅经气、通调任脉的作用。

2. 穴位贴敷

将菟丝子、苎麻根、桑寄生、太子参、党参、白术、阿胶珠、黄芩等研磨成粉，并混合到用高温处理过的凡士林中，调成糊状，多选取神阙、关元贴敷；神阙、关元同为任脉要穴，任脉起于胞中，为"阴脉之海"，主胞胎，任脉与生育密切相关。神阙主治腹痛、虚脱；关元为任脉、足三阴经交会穴，女子蓄血之处，亦为保健要穴，有固本培元、补益下焦之功。每日贴敷 1 次，每次选 2 ~ 4 穴，每次贴敷 6 ~ 8h。

3. 耳尖放血疗法

将一次性采血针经由耳尖穴进行穿刺，穿刺深度约 2mm，取出采血针后对穿刺处进行轻轻按压，使穿刺点出血，约放出 10 滴血后进行另一侧耳朵放血治疗。此方法多用于肾虚血热证。

六、西医治疗

（1）在怀孕前进行必要的检查，包括夫妇双方染色体检查、血型鉴定及丈夫的精液检查；夫妇一方或双方有染色体结构异常时，其胎儿有可能遗传异常的染色体，在孕中期行产前诊断有助于鉴别，有条件者建议行胚胎植入前遗传学筛查及胚胎种植前基因诊断。女方应进行生殖道检查（包括超声），必要时配合宫腹腔镜检查以确定有无肿瘤，以及子宫有无畸形、宫腔粘连与病变、宫颈内口松弛等。

（2）宫颈机能不全者应在孕 12 ~ 14 周行预防性宫颈内口环扎术，术后定期随诊，提前住院，待分娩发动前拆除缝线，以免造成宫颈撕裂。子宫纵隔、宫腔粘连者应在宫腔镜下行纵隔切除、粘连松解术；黏膜下肌瘤应在宫腔镜下行摘除术，影响妊娠的肌壁间肌瘤可考虑行剔除术。患者还应行卵巢功能及相关内分泌检查，黄体功能不全者，应在妊娠初期肌内注射黄体酮 20 ~ 40mg，也可考虑口服黄体酮，或使用黄体酮阴道制剂，用药到孕 12 周时即可停药。甲状腺功能低下者应在孕前及整个孕期补充甲状腺素。免疫功能异常和有无血栓前状态或感染因素也是不容忽视的问题。抗磷脂抗体阳性患者可在确定妊娠以后使用小剂量阿司匹林和（或）低分子肝素皮下注射，并嘱其卧床休息。

（3）禁止性生活，补充维生素 E 及给予心理治疗，以解除精神紧张，安定情绪。

七、预防与调摄

流产大多是可以预防的，应提倡婚前、孕前检查，在夫妇双方身体最佳状态下妊娠，未病先防。孕后首忌交合，以静养胎。调畅情怀，生活有节。已病防变，及早安胎。围产保健，母子平安。

（蒋娟　来玉芹）

八、典型案例

患者何某，女，30 岁，2022 年 4 月 29 日初诊。

主诉：停经 28 天，阴道出血 1 天。现病史：平素月经规律，6 ～ 8 天 /28 ～ 30 天，量中，无痛经，LMP：2022 年 4 月 1 日。1 天前无明显诱因阴道少量出血，呈黯红色，伴小腹轻微坠胀感，无腹痛腰酸、恶心呕吐、心慌胸闷等不适。自测尿妊娠试验阳性，今日就诊我院确诊妊娠。孕产史：G1P0。既往史：胰岛素抵抗，规律服用盐酸二甲双胍缓释片；多囊卵巢综合征。查体：舌淡，苔薄白，脉沉细滑。

辅助检查：2022 年 4 月 29 日，血 HCG 188.25mIU/ml、P 25.20ng/ml、E_2 239.00pg/ml。血常规五分类：白细胞数 10.18×10^9/L、嗜酸性粒细胞百分比 0.2%、中性粒细胞数目 7.05×10^9/L、单核细胞数目 0.76×10^9/L、大血小板数目 27.00×10^9/L。尿常规：亚硝酸盐＋、尿比重 1.004。肝功能 7 项：总蛋白 63.2g/L；粪便常规＋寄生虫镜检＋粪便隐血试验、肾功能 3 项、促甲状腺激素、β2 糖蛋白 1 抗体未见异常。超声检查：宫腔内未见妊娠囊，双侧附件未及包块。中医诊断：胎动不安（肾气虚型）。西医诊断：①先兆流产。②胰岛素抵抗。

治疗法则：补肾益气，固冲止血安胎。治疗：①针刺太溪、足三里、肾俞及内关。②保胎贴敷神阙、肾俞及关元等穴。③灸命门、太溪。④中药补肾固冲汤加减 5 剂。方药组成：桑寄生 15g，盐菟丝子 30g，紫苏梗 12g，黄芪 15g，黄芩炭 10g，百合 10g，地榆 10g，白芍 15g，茜草炭 12g，熟地黄 12g，续断 12g，苎麻根 15g。服药方法：每剂煎煮 2 次，煮沸 30min，熬制成 500ml 的药液，每日服用 2 次，每次 250ml。嘱患者注意观察阴道流血、腹部坠胀情况，建议适当卧床休息。

二诊：2022 年 5 月 4 日，患者阴道流血明显减少，无下腹隐痛，纳寐可，二便调。舌淡，苔薄白，脉沉细滑。辅助检查：2022 年 5 月 1 日，血 HCG 523.31 mIU/ml、

P 37.90 ng/ml、E_2 302.90 pg/ml；2022 年 5 月 4 日，血 HCG 1390.79 mIU/ml、P 29.20 ng/ml、E_2 266.00 pg/ml；2022 年 5 月 4 日，阴超：宫内见一个 6mm×3mm×2mm 的无回声区，边界清晰，周边回声增强。检查诊断：宫内无回声区。继续予针刺足三里、丰隆、太冲、内关、太溪等穴，保胎贴敷神阙、肾俞及关元穴。灸法于脾俞、肾俞。内服方药补肾固冲方加减 3 剂。

三诊：2022 年 5 月 6 日，患者无阴道流血，无下腹隐痛，无胸闷咳嗽，无恶心呕吐，无发热，纳寐可，二便调。舌淡，苔薄白，脉沉细滑。辅助检查：血 HCG 3424.91 mIU/ml、P 32.80 ng/ml、E_2 230.70 pg/ml，25-羟基维生素 D、血浆 D-二聚体未见异常。

按：患者孕后出现少许阴道出血，伴小腹部轻微坠胀感，缘由患者肾虚则冲任不固，胎失所系，导致胎动不安。肾虚蓄以养胎之阴血下泄，故出现阴道少量流血。肾虚冲任不固，胎失所系，导致小腹坠胀，病位在胞宫，病性属虚，治当以补肾益气，固冲止血安胎。中医辨证以补肾益气、固冲止血安胎，予针刺、穴位贴敷、灸法联合中药益气固冲、补肾安胎。

（黎翠　来玉芹）

第八章　妊娠恶阻

一、西医概述

1.定义

孕妇妊娠 5～10 周频繁恶心呕吐，不能进食，排除其他疾病引发的呕吐，体重较妊娠前减轻超过 5%，体液电解质失衡及新陈代谢障碍，需住院输液治疗，称为妊娠剧吐。

2.诊断标准

妊娠剧吐属于排除性诊断，排除其他可能引起呕吐的疾病，结合病史、临床表现及妇科检查，不难确诊。临床表现至少包括每日呕吐 3 次及以上、尿酮体阳性、体重较妊娠前减轻超过 5%。

3.鉴别诊断

（1）葡萄胎：常表现为停经伴较严重的恶心、呕吐，尿妊娠实验阳性，通过超声检查可以鉴别。葡萄胎的 B 超声像图下可见增大的子宫内充满闪亮密集光点及大小不等蜂窝小暗区。而妊娠剧吐患者提示宫内活胎。

（2）神经性呕吐：可发生在妊娠任何时间，与停经月份无关，与进食及精神因素有关。表现为食后即吐，量不多，吐声大而吐出物多为水样物，所含食物不多。患者多心胸不开朗、敏感多疑、主观急躁和自制力差。可伴有精神、神经或躯体等方面的许多症状。体格检查及各项辅助检查均无异常发现。

（3）消化系统疾病：如病毒性肝炎、急性肠胃炎、急性胰腺炎、胆道疾病等均可能表现为恶心、呕吐等症状，应予鉴别。

（4）神经系统疾病：如脑膜炎、脑瘤等所致的呕吐，呈喷射状。呕吐前无恶心，呕吐后不觉轻松，且与进食无关，可伴头痛、发热。

二、中医概述

1.定义

妊娠早期出现恶心呕吐，头晕倦怠，甚至食入即吐，称为"妊娠恶阻"。

2. 诊断标准

有停经史，早孕反应，恶心呕吐频繁，头晕，厌食，甚则恶闻食气，食入即吐，不食亦吐。严重者可出现全身乏力，精神萎靡，消瘦，甚则可见血压下降，体温升高，黄疸，嗜睡，昏迷。

三、辨证分型

妊娠恶阻的主要机理是冲气上逆，胃失和降，常见分型有胃虚、肝热、痰滞等。

1. 胃虚

（1）主要证候：妊娠早期恶心呕吐，吐出食物，甚则食入即吐；脘腹胀闷，不思饮食，头晕体倦，怠惰思睡；舌淡，苔白，脉缓滑无力。

（2）证候分析：孕后经血停闭，血聚冲任养胎，冲脉气盛，冲脉隶于阳明；若胃气素虚，胃失和降，冲气挟胃气上逆，而致恶心呕吐。

2. 肝热

（1）主要证候：妊娠早期呕吐酸水或苦水，胸胁满闷，嗳气叹息，头晕目眩，口苦咽干，渴喜冷饮，便秘溲赤；舌红，苔黄燥，脉弦滑数。

（2）证候分析：平素性躁多怒，肝郁化热，孕后血聚养胎，肝血更虚，肝火愈旺，且冲脉气盛，冲脉附于肝，肝脉挟胃贯膈，冲气挟肝火上逆犯胃，胃失和降，遂致恶心呕吐。

3. 痰滞

（1）主要证候：妊娠早期呕吐痰涎，胸膈满闷，不思饮食，口中淡腻，头晕目眩，心悸气短；舌淡胖，苔白腻，脉滑。

（2）证候分析：痰湿之体，或脾虚停饮，孕后血壅气盛，冲气上逆，挟痰饮上泛，故呕吐痰涎；膈间有痰饮，中阳不运，故胸膈满闷，不思饮食；痰饮中阻，清阳不升，故有头晕目眩；饮邪上凌心肺，则心悸气短。舌淡胖，苔白腻，脉滑，亦为痰饮内停之征。

四、中药治疗

辨证着重了解呕吐物的性状（色、质、气味），结合全身证候、舌脉进行综合分析，以辨寒、热、虚、实。治疗以调气和中、降逆止呕为主，并应注意饮食和情志的调节，用药宜忌升散之品。

1. 胃虚型

（1）治疗法则：健胃和中，降逆止呕。

（2）方药举例：香砂六君子汤（《名医方论》）。

（3）方药组成：人参、白术、茯苓、甘草、半夏、陈皮、木香、砂仁、生姜、大枣。

方中，人参、白术、茯苓、甘草、大枣，健脾养胃，益气和中；生姜、半夏，降逆止呕；砂仁、木香、陈皮，理气和中。全方补脾胃、降逆气，使呕吐得止。

若脾胃虚寒者，酌加丁香、白豆蔻以增强温中降逆之力；若吐甚伤阴，症见口干便秘者，宜去木香、砂仁、茯苓等温燥或淡渗之品，酌加玉竹、麦冬、石斛、胡麻仁等养阴和胃；若唾液分泌量异常增多，时时流涎者，古称"脾冷流涎"，原方可加益智仁、白豆蔻温脾化饮，摄涎止唾。

2. 肝热型

（1）治疗法则：清肝和胃，降逆止呕。

（2）方药举例：加味温胆汤（《医宗金鉴》）。

（3）方药组成：陈皮、制半夏、茯苓、甘草、枳实、竹茹、黄芩、黄连、麦冬、芦根、生姜。

方中，黄芩、黄连、竹茹，清肝热，除烦止呕；枳实、陈皮，宽胸和胃，调气降逆；半夏、茯苓、生姜，除湿化痰，降逆止呕；麦冬、芦根，养阴清热，除烦止呕；甘草调和诸药。全方有清肝和胃、降逆止呕之效。

若呕甚伤津，五心烦热，舌红口干者，酌加石斛、玉竹、麦门冬以养阴清热；若便秘者，酌加胡麻仁润肠通便。

3. 痰滞型

（1）治疗法则：化痰除湿，降逆止呕。

（2）方药举例：青竹茹汤（《济阴纲目》）。

（3）方药组成：鲜竹茹、橘皮、白茯苓、半夏、生姜。

方中，半夏、橘皮，燥湿化痰，降逆止呕；竹茹，除烦止呕；茯苓、生姜，健脾温胃，渗湿止呕。诸药同用共奏除湿化痰、降逆止呕之效。

若脾胃虚弱，痰湿内盛者，酌加苍术、白术健脾燥湿；若兼寒者，症见呕吐清水，形寒肢冷，面色苍白，宜加丁香、白豆蔻以温中化痰，降逆止呕；若挟热者，症见呕吐黄水，头晕心烦，喜食酸冷，酌加黄芩、知母、前胡，或用芦根汤（芦根、竹茹、陈皮、麦冬、前胡）以祛痰浊，清邪热。

五、中医外治

（1）针灸：针刺百会、肾俞、足三里、太溪、列缺等穴，随证选取 5 ~ 8 穴针刺，偏虚寒者加灸法，偏热者不灸。每日 1 次。疗程以临床症状缓解为宜。

（2）穴位贴敷：取神阙、关元穴贴敷，每日贴敷 1 次，每次选取 2 ~ 4 穴，每次贴敷 6 ~ 8h。疗程以临床症状缓解为宜。

（3）耳尖放血疗法：将一次性采血针经由耳尖穴进行穿刺，穿刺深度约 2mm，取出采血针后对穿刺处进行轻轻按压，使穿刺点出血，约放出 10 滴血后进行另一侧耳朵放血治疗。此方法多用于肾虚血热证。3 ~ 5 日 / 次；疗程以临床症状缓解为宜。

六、西医治疗

（1）电解质失衡患者，予补液治疗，输液中加入氯化钾、维生素 C 等，并以维生素 B_1 肌内注射。

（2）口服维生素 B_6 片，每次 20mg，每日 3 次，具体遵医嘱。

七、预防与调摄

妊娠后服用多种维生素可以减轻妊娠呕吐，有心理压力者予以心理疏导治疗，保持好心情和良好的作息，少食多餐。

（牛聪 来玉芹）

八、典型案例

患者闫某，女，26 岁，2022 年 1 月 21 日初诊。

主诉：停经 91 天，恶心呕吐 3 周，加重 2 天。现病史：平素月经规律，5 ~ 7 天 /28 ~ 30 天，LMP：2021 年 10 月 22 日。停经 1 月余查血 HCG 及超声提示宫内早孕。3 周前无明显诱因开始出现恶心呕吐，呕吐物为胃内容物，非喷射状，伴乏力，于我院保胎、止吐等治疗后好转。2 天前恶心呕吐再发加重，食之不下，周身乏力，无心悸胸闷，恶寒发热。既往史：无。查体：舌淡，苔薄，脉沉细弱。

辅助检查：2022 年 1 月 21 日，尿常规：白细胞 2+，尿蛋白 1+，潜血 2+，尿比重 1.037，酮体 2+，细菌 4937.20/μl。中医诊断：妊娠恶阻（脾胃虚弱型）。西医诊断：妊娠剧吐。

治疗法则：健胃和中，降逆止吐。治疗：①针刺足临泣、外关、足三里、公孙等穴。②中药穴位贴敷止吐贴神阙、足三里及内关穴。

二诊：2022 年 1 月 23 日，患者症状缓解；继续予针刺治疗，选取足三里、丰隆、太冲、内关、百会、膻中等穴，孕吐贴敷中脘及内关、足三里穴。维生素 B$_6$ 注射液穴位注射于双内关穴。

三诊：2022 年 1 月 26 日，患者已无恶心呕吐，无阴道流血，稍乏力，可正常进食，无胸闷咳嗽，无腹痛腹胀，无恶寒发热，夜寐可。继续予针刺中脘、照海、巨阙、上脘、足三里、公孙、太冲、内关等穴。继续予维生素 B$_6$ 注射液注射足三里穴，穴位贴敷中脘、足三里、内关穴。内服中药参苓白术散加减 7 剂。方药组成：党参 12g，山药 15g，炙甘草 9g，莲子 12g，陈皮 12g，炒白扁豆 15g，白术 12g，建曲 10g。服药方法：每剂煎煮 2 次，煮沸 30min，熬制成 500ml 的药液，每日服用 2 次，每次 250ml。7 剂药后患者无再发恶心呕吐症状。

按：患者孕后出现恶心呕吐，伴乏力，舌淡，苔白，脉滑无力，属中医学"妊娠恶阻"范畴。孕后经血停闭，血聚冲任养胎，冲脉气盛，而冲脉隶于阳明，冲气夹胃气上逆，胃失和降，而致恶心呕吐。脾胃虚弱，运化失职，因而脘腹胀闷，不思饮食；中阳不振，清阳不升，则见体倦乏力，病性属虚，治当健胃和中，降逆止呕。予针刺、中药穴位贴敷止吐贴及维生素 B$_6$ 注射液穴位注射健胃和中止吐。内服中药参苓白术散加减健脾行气、和胃降逆。本例中医外治联合中药内服，效果显著。

（黎翠　来玉芹）

第九章 妊娠感冒、妊娠咳嗽

一、西医概述

(一)感冒

1.定义

感冒是指普通感冒，又称伤风、急性鼻炎或上呼吸道感染。感冒是一种常见的急性上呼吸道病毒性感染性疾病，多由鼻病毒、副流感病毒、呼吸道合胞病毒、埃可病毒、柯萨奇病毒、冠状病毒、腺病毒等引起，临床表现为鼻塞、喷嚏、流涕、发热、咳嗽、头痛等，多呈自限性。大多散发，冬、春季多发，但不会出现大流行。

2.诊断标准

主要结合流行病学史、临床表现和病原学检查。

（1）临床表现：出现咽干、咽痒、打喷嚏、鼻塞、咳嗽、流眼泪、头痛等症状。

（2）血常规检查：血常规显示白细胞总数正常或降低，淋巴细胞比例升高。

（3）病原学检查：病毒核酸检测阳性，病毒抗原检测阳性，病毒特异性抗体 IgG 恢复期比急性期升高≥4 倍，病毒分离培养阳性等。

3.鉴别诊断

（1）流感：由流感病毒引起，具有高度传染性。全身症状比普通妊娠感冒严重，起病急骤，常突然高热（体温可达 39℃甚至更高）、寒战、头痛、全身酸痛、乏力等，呼吸道症状相对较轻，如鼻塞、流涕、咳嗽等症状可能在全身症状之后出现。而妊娠感冒中的普通感冒一般发热不高或无发热，全身症状相对较轻，以局部的鼻塞、流涕等症状为主。

（2）肺炎：肺炎是肺部的炎症性疾病，病因包括细菌、病毒、支原体等感染。患者除咳嗽、咳痰外，常有高热、胸痛、呼吸困难等症状，严重时可出现发绀。胸部听诊可闻及湿啰音，胸部 X 线或 CT 检查可见肺部炎症性改变。妊娠感冒主要是上呼吸道症状，若不及时治疗，病情进展也可能累及肺部，但早期一般无明显胸痛、呼吸困难等表现，胸部影像学检查无肺炎特征性改变。

（3）过敏性鼻炎：是一种由基因与环境互相作用而诱发的多因素疾病，主要症状为鼻痒、阵发性连续喷嚏、大量水样鼻涕和鼻塞，可伴有眼痒、结膜充血等眼部症状。一般无发热、全身酸痛等症状，常在接触过敏原（如花粉、尘螨等）后发作，脱离过敏原后症状可缓解，病程较短。而妊娠感冒多因外感邪气引起，有一定潜伏期，除鼻部症状外，常伴有全身不适，且一般不会因接触特定过敏原而立即发作。

（4）急性扁桃体炎：主要致病菌为乙型溶血性链球菌，患者常有咽痛，吞咽时疼痛加剧，可伴有发热、畏寒、头痛、食欲减退等症状。检查可见扁桃体红肿，表面有脓性分泌物。妊娠感冒的主要症状在鼻部和全身，咽痛相对不突出，扁桃体一般无明显脓性分泌物。

（5）支气管炎：主要由生物、物理、化学刺激或过敏等因素引起的支气管黏膜炎症。主要症状为咳嗽、咳痰，初期为干咳或少量黏液痰，随后可转为黏液脓性或脓性痰，可伴有发热，体温一般在38℃左右，持续3～5天。与妊娠感冒相比，支气管炎咳嗽症状相对突出，全身症状相对较轻，且咳嗽持续时间较长，常持续2～3周。

（二）咳嗽

1.定义

咳嗽是一种呼吸道常见症状，多是气管、支气管黏膜或胸膜受炎症、异物、物理或化学性刺激引起，表现先是声门关闭、呼吸肌收缩、肺内压升高，然后声门张开，肺内空气喷射而出，通常伴随声音。咳嗽具有清除呼吸道异物和分泌物的保护性作用，但如果咳嗽不停，由急性转为慢性，常给患者带来很大的痛苦，如胸闷、咽痒、喘气等。咳嗽可伴随咳痰。

2.诊断标准

（1）伴发症状：症状和咳嗽的性质对于提示诊断线索很有帮助。

①咳嗽伴发高热者，多考虑急性感染性疾病、急性渗出性胸膜炎或脓胸等。

②咳嗽伴发明显胸痛者，应考虑胸膜疾患，或肺部和其他脏器疾患，如肺癌、肺炎及肺梗死等。

③咳嗽伴发咳痰时，伴发咳黄痰者多考虑支气管炎、肺炎等；伴发咳大量脓痰多考虑肺脓肿、支气管扩张、肺囊肿继发感染等；伴发咳果酱色痰考虑肺阿米巴病和肺吸虫病等。

④咳嗽伴发咯血时，咯血量大者应考虑支气管扩张或空洞性肺结核，少量咯血或痰中带血考虑肺癌、肺结核等。

（2）实验室检查：了解痰的量、色、气味及性质有诊断意义。痰中发现支气管管型、肺石、硫黄颗粒等分别对肺炎球菌肺炎、肺结核和肺放线菌病有助；痰显微镜下检查发现库施曼螺旋体，夏兰晶体对支气管哮喘症患者有助；痰中发现寄生虫卵可诊断肺吸虫病，发现包囊虫的棘球蚴头可诊断肺包囊虫病，找到阿米巴滋养体可诊断肺阿米巴病等；痰的细菌学检查（涂片、培养、动物接种）对肺结核、肺真菌病诊断有重要意义；

痰中发现癌细胞能明确支气管肺癌的诊断；结核菌素试验对儿童淋巴结结核诊断有一定意义。

3. 鉴别诊断

（1）急性喉炎：常有上呼吸道感染的症状，同时有咽、喉痛痒感、异物感，干咳，轻度声音嘶哑。喉黏膜有明显的充血、水肿。

（2）慢性喉炎：为黏膜非特异性炎症，表现为声音发哑，喉部不适感，轻度疼痛，干咳，声带充血、肥厚。

（3）喉结核：常在肺结核的基础上产生。可在喉部发生局限性浸润、溃疡形成，也可形成肉芽肿。表现为喉痛、声嘶、咳嗽、吞咽困难，严重者可发生呼吸困难。有肺结核的患者，发生声音嘶哑、喉痛，应想到有本病的可能。

（4）喉癌：多发生于中年男性，以鳞状上皮癌多见。根据发生的部位分为声门上型、声门型、声门下型及贯声门型4种。

二、中医概述

1. 定义

妊娠期间，咳嗽或久咳不已称为"妊娠咳嗽"，也称为"子嗽"。

2. 诊断标准

（1）病史：孕前肺气虚或有慢性咳嗽史，或孕后贪凉饮冷。
（2）临床表现：以妊娠期间咳嗽为主要特征。

3. 鉴别诊断

抱儿痨：抱儿痨者多有孕前痨病史，未治愈而妊娠，或孕后复发。除久咳不已外，还有潮热、盗汗、痰中带血、神疲消瘦等全身症状。必要时需进一步做 X 线等有关检查以鉴别。

三、辨证分型

1. 阴虚肺燥

（1）主要证候：妊娠期间咳嗽不已，干咳无痰或少痰，甚或痰中带血；口燥咽干，手足心热；舌红，苔少，脉细滑数。

（2）证候分析：素体阴虚，孕后阴血下聚冲任养胎，因孕重虚，虚火内生，灼肺伤津，故干咳无痰或少痰，口干咽燥；肺络受损，则痰中带血；阴虚内热，则手足心热。

舌红，苔少，脉细数，为阴虚内热之征。

2.脾虚痰饮

（1）主要证候：妊娠期间咳嗽痰多，胸闷气促，甚则喘不得卧；神疲纳呆；舌质淡胖，苔白腻，脉濡滑。

（2）证候分析：素体脾虚，孕后气以载胎，脾虚益甚，运化失司，水湿内停，聚而成痰，痰饮犯肺，肺失肃降，故咳嗽痰多，胸闷气促，甚则喘不得卧；脾虚中阳不振，故神疲纳呆。舌质淡胖，苔白腻，脉濡滑，为脾虚痰饮内停之征。

四、中药治疗

1.阴虚肺燥型

（1）治疗法则：养阴润肺，止咳安胎。

（2）方药：百合固金汤加减。

（3）方药组成：生地黄、熟地黄、天冬、麦冬、川贝母、百合、白芍、党参、北沙参、玄参、桑叶、苏梗、生甘草。

（4）加减：痰中带血者，加山栀、黄芩、白茅根；胎动不安者，加苎麻根、南瓜蒂。

2.脾虚痰饮型

（1）治疗法则：清金化痰，止嗽安胎。

（2）方药：清金降火汤加减。

（3）方药组成：黄芩、杏仁、川贝母、全瓜蒌、橘红、桔梗、桑叶、清炙枇杷叶（包）。

（4）加减：腰酸者，加续断、杜仲、菟丝子。

五、中医外治

（一）针刺疗法

（1）体针。

①取穴：风池、风门、上星、尺泽、外关。

②随证配穴：头痛者，加太阳、攒竹，点刺出血。鼻塞流涕者，加迎香、上星。咽痛者，加鱼际泻法或少商点刺出血。咳嗽者，加天突、列缺，痰多加丰隆。肢楚者，加曲池、委中。

③操作：每次选择 4 ～ 5 个穴，随证配穴，针刺泻法。风门可拔罐。风热者可点刺出血，风寒者酌情应用灸法。治疗至症状消失即可。

（2）耳针。

①取穴：肺、内鼻、下屏尖、额、屏间等耳穴。

②操作：针刺中、强刺激，留针 20min。咽喉肿痛者，取下屏尖点刺出血。

③灸法风寒者可在上述穴位中选择 2 ～ 4 个穴间接灸治。或隔以姜片或药饼灸治，待稍有灼热感时即移去艾炷，如此反复 5 ～ 7 壮。

（二）其他疗法

（1）药罐：大椎、身柱、大杼、风门、肺俞等穴拔罐，每日 1 ～ 2 次。

（2）磁疗：磁疗吸附于颈部，停留 20min，出痧后取掉。

（3）雾化：用鱼金注射液进行雾化，每日 1 次，控制在 20min。

（4）紫外光：点于嗓子滤泡发炎处，每次 30s，1 次做 3 遍，每日 2 次。

（5）穴位贴敷：止咳贴贴敷于定喘穴、肺俞穴，贴敷 6 ～ 8h。

（6）穴位放血：取少商穴，耳尖刺络放血。

六、食疗药膳

（1）大葱 20g、生姜 10g、白萝卜 100g，煮汤食用。具有解表散寒之功，用于风寒型经行感冒。

（2）桑叶 15g、白菜根 1 个、白萝卜 100g，水煎代茶饮。具有疏风清热之功，可用于风热型经行感冒。

七、西医治疗

1. 一般治疗

感冒期间孕妇要保证充足睡眠，避免劳累，多休息。日常多喝水，每天 1500 ～ 2000ml 左右，多吃新鲜蔬果，保证营养摄入，以增强身体抵抗力，利于病情恢复。

2. 对症治疗

（1）发热：体温不超过 38.5℃时，优先采用物理降温。如温水擦浴，用 32 ～ 34℃ 的温水擦拭颈部、腋窝、腹股沟等大血管丰富部位。体温超过 38.5℃时，可使用对乙酰氨基酚退热，这是孕期相对安全的退热药，按推荐剂量使用，每次 0.3 ～ 0.6g，每 4 ～ 6 小时 1 次，24 小时不超过 2g。

（2）咳嗽：干咳无痰者，可选用右美沙芬，孕期使用相对安全，能有效抑制咳嗽中枢缓解咳嗽；咳嗽伴有较多痰液者，可使用氨溴索，促进呼吸道内黏稠分泌物排出，稀释痰液，缓解咳嗽症状，一般口服剂量为一次 30mg，一日 3 次。

（3）鼻塞、流涕：可使用生理盐水冲洗鼻腔，减轻鼻黏膜充血、水肿，缓解鼻塞、流涕症状；症状严重时，可短期使用麻黄碱滴鼻液，但连续使用不超过 3 ～ 5 天，以免引起药物性鼻炎。

3. 抗病毒治疗

一般的普通感冒多由病毒引起，具有自限性，通常不需要抗病毒治疗。但对于流感病毒引起的妊娠感冒，尤其是病情较重或有重症高危因素的孕妇，在发病 48 小时内可使用抗病毒药物。如奥司他韦是常用药物，能有效抑制流感病毒神经氨酸酶活性，阻止病毒释放和播散，用法为 75mg，每日 2 次，疗程 5 天。

4. 抗菌治疗

妊娠感冒合并细菌感染，如出现咳黄痰、流脓涕、白细胞及中性粒细胞升高，可使用抗生素。首选青霉素类（如阿莫西林）或头孢菌素类（如头孢拉定、头孢呋辛）抗生素，对胎儿相对安全。具体用药需依据病情和细菌培养、药敏试验结果，足量足疗程使用。

（牛聪　来玉芹）

八、典型案例

患者黄某，女，32 岁，2022 年 2 月 12 日经门诊收住入院。

主诉：孕 4 月余，咳嗽 2 月余。现病史：平素月经规律，5 天 /32 ～ 35 天，量中，痛经（±），LMP：2021 年 10 月 10 日。孕 1+ 月查血 HCG 及超声确认宫内早孕。2 月前着凉后出现咳嗽，夜间为著，咳黄绿色浓痰，易咳出，偶有痰中带血丝，偶感胸闷，余无不适。孕产史：G1P1，2013 年足月顺产 1 次。既往史：无。查体：T36.8℃，咽部稍充血，扁桃体稍肿大，口腔黏膜无溃疡，心肺查体未见明显异常，腹隆如孕月，腹软，无压痛及反跳痛；舌暗红，苔薄黄，脉浮滑数。

辅助检查：2022 年 2 月 4 日，抗肺炎支原体 IgM 抗体测定（MP-IgM）：0.01，COI：抗肺炎支原体 IgG 抗体测定（MP-IgG）：181AU/ml，C 反应蛋白：11.80mg/L，血常规未见明显异常。超声检查：宫内妊娠，单活胎儿，胎儿大小相当于 17 周。中医诊断：子嗽（风热袭肺证）。西医诊断：①咳嗽。②中孕。

治则：疏散风热，降肺止咳。治疗：①中药止嗽散加减2剂。方药组成：紫苏叶9g，桔梗9g，炒僵蚕5g，北沙参10g，麦冬12g，芦根15g，北柴胡5g，百合10g，醋五味子9g，党参片12g，熟地黄9g，蜜紫菀15g，生地黄10g。服药方法：每剂煎煮2次，煮沸30min，熬制成400ml的药液，每日服用2次，每次200ml。②针刺治疗1次；中药穴位贴敷1次。

二诊：2022年2月14日，查房：患者诉咳嗽较前好转，咳黄绿色浓痰量较前减少，易咳出，自觉口干明显，时有汗出，余无特殊不适，纳可，寐转安，小便频，大便调。舌暗红，苔薄，脉浮滑数。辅助检查：2022年2月13日，血常规：白细胞数$10.33×10^9/L$，血红蛋白111g/L，嗜酸性粒细胞百分比8.6%，单核细胞数目$0.67×10^9/L$，嗜酸性粒细胞数目$0.89×10^9/L$，红细胞压积32.6%；肺炎支原体血清学试验：肺炎支原体IgM抗体0.01COI，肺炎支原体IgG抗体131.00AU/ml；肾功能：尿素1.90mmol/L；C反应蛋白测定、血沉未见异常。治疗：①百合固金汤加减3剂。方药组成：玄参12g，麦冬12g，甘草6g，桔梗12g，前胡12g，桑白皮12g，山药12g，北柴胡12g，黄芩12g，连翘12g，陈皮12g，炒牛蒡子12g，浙贝母12g。每日1剂，水煎内服。②针刺+灸法治疗1次。

三诊：2022年2月17日，查房：患者诉夜间咳嗽明显好转，咳黄绿色浓痰量较前减少，易咳出，时有咽痒，无胸闷，无腹部疼痛、腰酸胀，无阴道流血，无咯血，无恶寒发热，纳可，寐转安，二便调。舌红，苔黄，脉浮滑数。治疗：①继服上中药方2剂。②放血疗法（取穴：耳尖、双少商、商阳），针刺治疗1次。

四诊、五诊：2022年2月20日、23日，查房：患者诉咳嗽明显好转，咳淡黄色痰，量少，易咳出，时有咽痒，无胸闷，无腹部疼痛、腰酸胀，无阴道流血，无咯血，无恶寒发热，纳可，寐差，二便调。舌红，苔黄，脉浮滑数。治疗：①继服上中药方3剂。②针刺治疗、中药穴位贴敷。

六诊：2022年2月24日，查房：患者诉时有阵发性咳嗽，痰少，时咽痒，无下腹隐痛，无腰酸，无阴道流血，纳寐尚可，二便调。舌淡，苔薄白，脉沉细滑。治疗：①予出院，如有不适及时就诊。②埋针治疗（揿针）。

按：患者孕后出现咳嗽，咳黄绿色脓痰，时有咽痒，舌暗红，苔薄，脉浮滑数，属于中医学"子嗽"范畴。缘由患者感受外邪，肺气不清，失于宣肃，上逆作声而引发咳嗽。舌暗红，苔薄黄，脉浮滑数，为子嗽–风热袭肺之征。病性属实，治当以疏散风热、降肺止咳。辨证论治后予中药止嗽散加减以疏风散热、宣肺止咳，考虑患者咳嗽日久伤阴，予百合固金汤养阴润肺，固肾安胎。外治予针刺治疗，选穴照海、太渊、肺俞及列缺疏散风热，降肺止咳；灸法以大椎穴、风池穴疏风散寒；中药粉止咳散穴位贴敷于双肺俞、膏肓穴宣肺止咳；放血疗法（取穴：耳尖、双少商、商阳）清热降肺止咳。患者经治疗后症状较前明显好转，出院予撤针疗法巩固病情，穴取大椎、双肺俞、双足三里、双丰隆宣肺健脾。患者预后及产检情况良好，随访未见咳嗽再发。妊娠咳嗽治疗重于宣肺止咳化痰，并兼顾安胎保胎，同时注重健康宣教。

（钟义惠　来玉芹）

第十章 产后恶露不尽

一、西医概述

1.定义

产褥期间变化最大的是子宫体。分娩后，由于子宫体肌纤维收缩及缩复作用，肌层内的血管管腔狭窄甚至栓塞，使局部血液供应明显减少；子宫肌细胞缺血发生自溶而逐渐缩小，胞浆减少，因而子宫体积明显缩小；子宫腔内的胎盘剥离面随着子宫的逐渐缩小而缩小，加之子宫内膜的再生使剥离面得以修复，通常在产后 5～6 周恢复到接近非孕状态，这个过程称为子宫复旧。当上述复旧功能受到阻碍时，即引起子宫复旧不全。

2.病因

（1）胎盘、胎膜残留，蜕膜脱落不完全。

（2）子宫内膜炎、子宫肌炎或盆腔感染。

（3）子宫肌瘤，如子宫肌壁间肌瘤、子宫腺肌瘤。

（4）子宫过度后屈或侧屈，恶露排出不畅，致使恶露滞留在子宫腔内。

（5）胎盘面积过大（如多胎妊娠、前置胎盘等）影响子宫复旧，因胎盘附着部的肌层较薄，子宫收缩力减弱。

（6）多产女性因多次分娩使子宫纤维组织相对增多，影响子宫收缩力。

（7）膀胱过度膨胀或膀胱经常处于膨胀状态，以产后尿潴留最常见。

3.诊断标准

（1）表现：血性恶露持续时间延长，从正常的仅持续 3 日，延长至 7～10 日，甚至更长。若胎盘残留，则血性恶露持续时间长，而且血量也明显增多，此时，恶露常浑浊或伴有臭味。

（2）症状：有时能见到坏死的残留胎盘组织和（或）胎膜组织随恶露一起排出。在血性恶露停止后，若有脓性分泌物流出，提示伴有子宫内膜炎症。患者在此期间常有腰痛及下腹部坠胀感，但也有少数患者血性恶露量极少，而主要是下腹部出现剧烈疼痛。

（3）检查：若行双合诊检查，常发现宫颈较软，宫颈外口至少能通过 1 指，子宫较同时期正常产褥子宫稍大质软，多数子宫呈后倾后屈位并有轻微压痛。若是子宫内膜炎、子宫肌炎或盆腔感染所致的子宫复旧不全，子宫压痛更明显，甚至附件区也有不同程度的压痛。

（4）诊断：根据上述症状和体征所见，诊断子宫复旧不全常无太大困难，但确诊并能找出病因常需借助 B 超检查。若 B 超检查时见到子宫较大且子宫腔内有残留胎盘或残留胎膜影像，则可确诊为胎盘残留或胎膜残留所致的子宫复旧不全；若见到子宫肌壁间肌瘤或子宫腺肌瘤影像，即可确诊子宫复旧不全的病因。

4. 鉴别诊断

根据发病的特定时间（产后 3 周）的出血情况，了解病史，结合各项检查找出原因，并排除以下疾病。

（1）绒毛膜癌：除有产后阴道出血淋沥不尽外，还可伴有转移症状如咯血，或阴道有紫蓝色结节；子宫增大，变软，一侧或两侧可触及包块；血 β–HCG 始终保持较高水平，或下降后又上升；B 型超声提示子宫腔内无胎盘或胎膜残留，应考虑滋养细胞肿瘤，亦可行诊断性刮宫术以协助诊断。恶露不绝仅有阴道出血，淋漓不尽，子宫稍大质软，无转移灶，血 β–HCG 水平低或正常。

（2）子宫肌瘤或子宫腺肌瘤：产前有子宫肌瘤或子宫腺肌瘤病史，产后阴道出血淋漓不尽；B 型超声示宫腔内无胎盘或胎膜残留，子宫大，可见肌瘤或腺肌瘤影像。

（3）凝血功能障碍：妊娠并发凝血功能障碍性疾病，如血小板减少症、白血病、再生障碍性贫血、重症肝炎等，这些疾病多在妊娠前即存在。

二、中医概述

1. 定义

产后血性恶露持续 10 日以上，仍淋漓不尽，称"产后恶露不尽"，又称"恶露不绝""恶露不止"。

2. 诊断标准

（1）病史：了解有无产程过长、组织残留、产后子宫复旧不良等病史。

（2）临床表现：产后血性恶露日久不尽，量或多或少，色淡红、暗红或紫红，或有恶臭气，可伴神疲懒言、气短乏力、小腹空坠；或伴小腹疼痛拒按。出血多时可并发贫血，严重者可致昏厥。

（3）检查：

①妇科检查：子宫大而软，或有压痛，宫口松弛，有时可见残留胎盘组织堵塞于宫口。当恶露量多、色鲜红时，应仔细检查软产道，及时发现软产道损伤。

②辅助检查：血、尿常规，了解感染与贫血情况；B 型超声检查，了解宫腔内有无残留物，子宫复旧情况，剖宫产切口愈合情况；必要时宫腔分泌物培养或涂片检查。

3. 鉴别诊断

（1）产褥期内外伤性出血：在产褥期内性交或外伤出血，妇科检查可发现阴道或宫颈有裂伤。

（2）产后发热：若属产后邪毒感染发热，恶露可能超过3周未净，量或多或少，但气味臭秽，形如败酱，并伴有发热寒战，体温升高。

三、辨证分型

产后恶露不绝，辨证重在查恶露的量、色、质、气味，并结合兼证、舌脉变化等，四诊合参，综合分析。同时还应了解患者素体情况、月经史、孕产史、分娩方式及过程、产后情绪、休息环境与哺乳等情况，因这些亦是辨证的重要依据之一。如素体弱，分娩前后操劳过度，多致脾虚气虚；产后感寒或七情气郁为气血瘀滞。

1. 气虚不摄

（1）主要证候：恶露过期不尽，量多，色淡，质稀，无臭气；面色㿠白，神疲懒言，短气懒言，四肢无力，小腹空坠；乳房松软，乳汁少而稀；舌淡，苔薄白，脉细弱。

（2）证候分析：气虚冲任子宫失摄，故恶露过期不止而量多；气虚则阳气不振，血失温煦，故恶露色淡、质稀、无臭气；气虚清阳不升则面色㿠白；中阳不振，则神疲懒言，四肢无力；气虚下陷，故小腹空坠；舌淡，苔薄白，脉细弱，均为气虚之征。

2. 血瘀内阻

（1）主要证候：恶露过期不尽，量时少或时多，色暗有血块；小腹疼痛拒按，血下痛减；舌紫黯或边有瘀点，脉沉涩。

（2）证候分析：瘀血阻滞冲任、子宫，新血不得归经，故恶露过期不尽，量少或多，色黯有血块；瘀血阻滞，经脉不畅，故小腹疼痛拒按；舌紫黯或边有瘀点，脉沉涩，均为瘀血阻滞之征。

3. 阴虚血热

（1）主要证候：产后恶露过期不止，量少，色鲜红，质黏稠，或臭秽；两颧潮红，手足心热，口燥咽干；舌红，苔少，脉细数。

（2）证候分析：素体阴虚，因产失血伤津，营阴亏虚，虚热内生，热伏冲任，迫血妄行，故恶露过期不止；血为热灼，故量少、色红、质黏稠；余证，舌脉亦为阴虚血热之征。

4. 湿热蕴结

（1）主要证候：产后恶露过期不止，量或多或少，色紫红，质黏稠，夹有血块，臭秽有味，伴有腰腹胀痛拒按，多伴有发热、头重倦怠、纳呆食少、口干不欲饮；舌红，苔黄腻，脉濡数或滑数。

（2）证候分析：因产后体虚，血室正开，湿热之邪乘虚直入胞中，损伤冲任，热迫血行，致恶露过期不止；湿遏气机，血为气滞，故恶露时多时少；血为热灼，湿性黏滞，故血色紫红，质黏稠，有血块，其气秽臭；湿热蕴结，血行受阻，故腰腹胀痛拒按；余证，舌脉亦为湿热蕴结之征。

5.肝郁化热

（1）主要证候：产后恶露过期不止，量多少不定，色紫红，质黏稠，或夹有血块；乳房、胸胁、小腹胀痛，心烦易怒，口苦咽干；舌质红，苔薄黄，脉弦细。

（2）证候分析：因产后肝郁化热，热扰冲任，迫血妄行而恶露过期不止；肝气郁结，疏泄失常，致量时多时少；血为热灼，故色紫红，质黏稠，或夹有血块；兼证，舌脉均为肝郁血热之征。

四、中药治疗

治疗应虚者补之，热者清之，瘀者化之，并随证选加相应止血药，标本同治。

1.气虚证

（1）治疗法则：健脾益气，摄血固冲。

（2）方药一：补中益气汤（《脾胃论》）。

方药组成：人参、黄芪、甘草、当归、陈皮、升麻、柴胡、白术。

如恶露量多，当归可炒用，加阿胶、乌贼骨养血固冲。如恶露夹块，伴腹痛，属气虚夹瘀者，加益母草、炒蒲黄、三七活血化瘀止血。若兼头晕耳鸣，腰膝酸软，属肝肾亏损者，加桑寄生、杜仲炭、山茱萸、金樱子补肾强筋。

（3）方药二：固摄冲任方（《朱南孙妇科临床秘验》）。

方药组成：太子参、白术、白芍、煅牡蛎、生黄芪、女贞子、旱莲草、苎麻根、杜仲、桑寄生、玉米须、桑螵蛸、海螵蛸、川续断。

本方用于脾肾重损，冲任不固，以致胞宫复旧不良，恶露淋漓不断。虚者补之，方中太子参、白术、黄芪、桑寄生、川续断健脾益肾；二至丸养阴涩冲；玉米须、煅牡蛎、桑螵蛸、海螵蛸固涩冲任；苎麻根止血，且能润肠通便。全方脾健肾充，冲任得固，恶露乃止。

2.血瘀证

（1）治疗法则：活血化瘀，止血。

（2）方药一：生化汤（《傅青主女科》）合失笑散（《太平惠民和剂局方》），加益母草。

方药组成：当归、川芎、桃仁、炮姜、炙甘草、黄酒、童便、蒲黄、五灵脂、益母草。

生化汤原治产后血瘀腹痛者，行中有补，能生又能化。失笑散中五灵脂通利血脉，散瘀止痛；蒲黄止血活血，二药合用，能活血行瘀，散结止痛，故治心腹疼痛诸症。二方合并用于瘀血阻滞之恶露不绝，特别是生化汤常为产后清除余血浊液的必服药。若兼气虚，伴有小腹空坠感者，加党参、黄芪。若兼肝郁，症见胸腹胀痛、脉弦者，加郁金、川楝子、香附。若瘀血久留、蕴遏化热，为瘀热内阻者，症见发热、口苦、咽干、恶露臭秽，加牡丹皮、红藤、败酱草、蒲公英、茜草。如B超提示宫内有胎盘、胎膜残留者，一般应作清宫术，或先服上方加三棱、莪术，加强化瘀，以观后效。

（3）方药二：活血化瘀、温经止血方（《哈荔田妇科医案医话选》）。

方药组成：当归、川芎、益母草、桃仁、焦山楂、炮姜、生蒲黄、五灵脂、炒枳壳、刘寄奴、桑寄生、杜仲。

本方用于寒凝胞脉，瘀血内阻，恶露不止。

3. 血热证（阴虚血热）

（1）治疗法则：滋阴清热，凉血固冲。

（2）方药一：两地汤（《傅青主女科》）合二至丸（《医方集解》）。

方药组成：生地黄、地骨皮、玄参、白芍、麦冬、阿胶、女贞子、旱莲草。

两地汤原方治肾脏火旺水亏致月经先期量少，后人用于阴虚血热之月经先期、经期延长、经间期出血及产后大便难和产后自汗盗汗等阴虚证。二至丸原方用于肝肾不足而致头晕眼花、腰背酸痛、下肢酸软等症，本方取其益肝肾，补阴血。若症见心悸、气短、汗出口渴，证属气阴两虚者，加生黄芪、太子参。

（3）方药二：安露饮（《中医妇科治疗学》）加减。

方药组成：生地黄、丹参、益母草、乌贼骨、茜草根，旱莲草、阿胶、黄芩。

本方用于阴虚血热型恶露不绝，原方去辛燥之艾叶，加入阿胶、黄芩增强养阴清热凉血作用。

4. 血热证（肝郁化热）

（1）治疗法则：疏肝解郁，清热固冲。

（2）方药：丹栀逍遥散（《女科撮要》）去煨姜。

（3）方药组成：当归、白芍、柴胡、白术、茯苓、牡丹皮、栀子、甘草、薄荷。

原方治血虚有热，遍身瘙痒，或口燥咽干，发热盗汗，食少嗜卧，小便涩滞等症，后人用于月经不调、带下病、妊娠心烦、恶露不绝等肝郁血热证。若恶露量多者，加藕节炭、槐花、地榆，清肝、凉血、止血。若恶露夹块伴小腹胀痛者，加茜草、乌贼骨、益母草、炒蒲黄、三七，化瘀止痛。若口燥咽干者，加玄参、生地黄、麦冬，养阴生津。若胸闷纳呆者，加荷叶、广陈皮，理气和胃（止血）。

5. 血热证（湿热蕴结）

（1）治疗法则：清热化湿，凉血祛瘀。

（2）方药一：败酱饮（《圣济总录》），加马齿苋、薏苡仁、贯众。

方药组成：败酱草、当归、芍药、川芎、竹茹、生地黄、马齿苋、薏苡仁、贯仲。

本方清热化瘀，凉血止血，治疗产后恶露不绝气臭。原方加马齿苋、薏苡仁、贯众以加强清热化湿之功。若恶露量多夹块，块下痛减者，减去川芎辛温行血，加茜草根、乌贼骨、炒蒲黄以化瘀止痛。若腰腹胀痛甚者，加元胡、川楝子以理气止痛。若大便秘结者，加大黄以清热化瘀通便。若发热口渴，腹痛加重，热毒瘀并重者，可选用五味消毒饮（《医宗金鉴》：金银花、野菊花、蒲公英、紫花地丁、紫背天葵）加败酱草、马鞭草、红藤、赤芍、牡丹皮以增清热祛瘀之功。

（3）方药二：红酱饮（《裘笑梅妇科临床经验选》）。

方药组成：蜀红藤、败酱草、白花蛇舌草、贯众、蒲黄炭、牡丹皮、谷芽、栀子。

方中重用蜀红藤、败酱草两药，意在活血清热解毒；配白花蛇舌草、贯众以助清热解毒之力；复入牡丹皮、栀子、蒲黄以清热凉血、散瘀止血；更佐谷芽醒胃助脾而助健运，并防寒凉之药伤胃之弊，故本方是治疗产后子宫内膜炎的一首良方。本病恢复期，常用生地龙牡汤（生地黄 30g、煅龙骨 15g、煅牡蛎 30g、旱莲草 12g、冬桑叶 30g、蒲黄炭 9g）以滋阴清热固涩。方中重用桑叶者乃仿傅青主女科"清海丸"之意，补阴血无浮动之虞，缩宫而无寒凉之苦，使胞宫清凉，血海自固。

五、食疗药膳

1. 参术黄芪粥

（1）食材与药材：党参 9g，黄芪 15g，白术 18g，粳米 60g。

（2）烹调方法：先将党参、黄芪和白术煎汤约 30min 后，再入粳米煮粥食用。

（3）用法用量：每日 1 剂，服 6 ～ 7 日。

（4）应用范围：适用于脾虚证。

2. 米醋黄酒鸡蛋汤

（1）食材与药材：乌鸡蛋 3 个，米醋 1 杯，黄酒 1 杯，大枣 20 枚。

（2）烹调方法：把乌鸡蛋去壳与醋、酒搅匀，倒入铁锅内，再加大枣，适量水煎汤服用。

（3）用法用量：每日 1 剂，服 3 ～ 5 日。

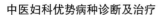

（4）应用范围：适用于脾虚证。

3. 二鲜汤

（1）食材与药材：鲜荸荠 30g，鲜藕片 60g，生油 15g。

（2）烹调方法：先将锅内生油烧热，再将洗净的鲜荸荠、藕片放入，炒熟即可食用。

（3）用法用量：每日 1 次，服 5 ～ 7 日。

（4）应用范围：适用于血热内扰证。

4. 益母草木耳饮

食材与药材：益母草、黑木耳各 10g，白糖 50g。

烹调方法：将益母草、黑木耳洗净放入锅内，加水适量煎煮半小时，然后加入白糖溶化即成。

用法用量：每日 1 次，服 5 ～ 7 日。

应用范围：适用于血热内扰证。

六、中医外治

（一）针灸疗法

（1）体针。

①针法一。

取穴：关元、中极、足三里、三阴交。

刺法：关元向下斜刺 1 ～ 2 寸，施提插补法，使针感传至外阴部。中极直刺，施提插补法。足三里、三阴交均直刺，施平补平泻法。诸穴均可针灸并施。

方义：关元、中极皆为冲脉与足三阴之会穴，三阴交为足三阴之会穴，二穴相合，可收补脾摄血之功。冲任调，脾气健则恶露可止。恶露量多者加气海、脾俞。小腹空坠者加灸百会。适用于脾虚气陷证。

疗程：每日 1 次，7 日为 1 个疗程，经期停用，共 3 个疗程。

②针法二。

取穴：石门、气海、维胞、地机、三阴交。

刺法：石门、气海均直刺，施捻转提插泻法。维胞直刺 1.2 ～ 1.5 寸，施提插泻法。地机、三阴交直刺，施提插或捻转平补平泻法。

方义：本方具有活血化瘀、养血行血之功。气行则血行，故取任脉之气海以补气，石门以活血；维胞系经外奇穴，有调整胞脉作用；地机为足太阴郄穴，能理气化瘀，配合三阴交，通阴血和血脉，使气行而不伤正。适用于气血瘀滞证。

疗程：每日 1 次，7 日为 1 个疗程，经期停用，共 3 个疗程。

③针法三。

取穴：血海、太冲、气海、肝俞。

刺法：诸穴均直刺，气海斜向下刺，均施提插泻法，诸穴均不宜灸。

方义：血海属脾经，泻之可清血中之热；太冲、肝俞为肝经之原穴和俞穴，泻之可清热凉血，使血有所归；气海属任脉，泻之可清下焦之热，使冲任功能恢复。瘀热较甚者可加关元、中极直刺泻法。适用于血热内扰证。

疗程：每日 1 次，7 日为 1 个疗程，经期停用，共 3 个疗程。

（2）耳针：取子宫、神门、交感、皮质下、脾、肾、内分泌等耳穴，每次选用 2 ～ 3 个穴，中强刺激，留针 15 ～ 20min，亦可用埋藏或按压法。

（3）刺络法：取合谷、大椎、十二井，用三棱针点刺出血，使邪热外泄。每周 1 次，3 次为 1 个疗程。

（4）药线灸或线香灸。

①灸法一。

取穴：三阴交、关元、隐白。

方法：用药线或线香点灸法，每日灸 1 次，每穴 1 ～ 2 壮，7 日为 1 个疗程。

功效主治：补气固脱，调理冲任。适用于气虚宫缩不良引起的产后恶露不绝。

②灸法二。

取穴：神阙、中极、血海、归来。

方法：用药线或线香点灸法，每日灸 1 ～ 2 次，每穴 1 ～ 3 壮，以恶露停止为度。

功效主治：补虚固脱，理气行瘀，调理冲任。适用于血瘀型产后恶露不绝，促子宫收缩、止血效果颇佳。

③灸法三。

取穴：三阴交、曲池、隐白。

方法：用药线或线香点灸法，每日灸 1 次，每穴 1 ～ 2 壮，7 日为 1 个疗程。

功效主治：补虚固脱、清热、调冲任。适用于血热宫缩不良引起的产后恶露不绝。

（二）敷贴法

（1）敷贴法一。

方药：当归、黑芥穗、党参、白术、熟地黄、黄芪、川芎、白芷、炒蒲黄、炒五灵脂各 32g，柴胡、升麻、陈皮各 15g，乌梅、炮姜各 10g。

方法：麻油熬药，黄丹收膏，贴心口脐下。

功用：益气养血，升阳固经。可用于产后气虚恶露不绝。

（2）敷贴法二。

方药：当归 60g，川芎 30g，桃仁、姜炭、甘草、红花、元胡、肉桂、五灵脂、香附各 15g。

制法：麻油适量熬药，黄丹收膏。

用法：用时取 30g 摊成 1 张膏药，贴脐下丹田处，每 3 日一换，连贴 3 ～ 5 次。

功用：化瘀止痛。适用于产后瘀血所致恶露不绝、产后腹痛等。

（3）敷贴法三。

方药：当归、川芎、肉桂、炙甘草各 15g，蒲黄、乳香、没药、五灵脂各 7.5g，赤芍 3g，血竭 1.5g，热酒（适量）。

方法：上药除血竭外，其余药物共碾为细末，瓶贮备用，血竭另研备用。临用时取药末适量（15 ～ 30g）与血竭 1.5g 混合拌匀，加入热酒调和成厚膏，将药膏敷贴于脐孔或关元穴，外以纱布覆盖，胶布固定，每 3 日换药 1 次，恶露干净方可停药。

功用：温经散寒，活血化瘀。适用于产后恶露不绝，或有发热，烦躁，腹中有包块，小腹疼痛拒按。

（三）推拿疗法

（1）患者俯卧位，以掌摩法在腹部以顺时针方向操作 5 ～ 7min，并按揉中脘、下脘、天枢、气海、关元穴各 1min。

（2）患者俯卧位，按揉腰背部膀胱经，重点按揉膈俞、脾俞、肾俞、气海俞、关元俞，按压八髎穴，横擦八髎穴，以透热至盆腔为度。按风池，拿三阴交，揉足三里、血海，掐太冲、太溪穴，最后擦背部膀胱经，以透热至腹为度。

（3）疗程：每周 1 次，4 次为 1 个疗程，避开经期。

（四）拔罐法

第一腰椎至骶尾部脊柱中线及两侧膀胱经内侧循行线。

方法：采用走罐法至皮肤潮红，或用大罐密排罐，留罐 10 ～ 15min。走罐、排罐后，在十七椎、肾俞、大肠俞、小肠俞等穴位处各闪罐 5 ～ 6 次，每 1 ～ 2 日施术 1 次。恶寒发热者，加配大椎穴施行刺罐法。一般 2 日见效，4 ～ 5 日可以治愈。

功效主治：活血化瘀，调理气血。适用于血瘀型产后恶露不绝。

七、西医治疗

（1）子宫复旧不全时，均应给予子宫收缩剂。最常用的药物：麦角新碱 0.2 ～ 0.4mg，每日 2 次，肌内注射；缩宫素 10 ～ 20U，每日 2 次，肌内注射；麦角流浸膏 2ml，每日

3次，口服。

（2）确诊为部分胎盘残留或大部分胎膜残留所致子宫复旧不全，因常伴有子宫内膜和（或）子宫肌层轻度感染，应先口服头孢氨苄 1g 和甲硝唑 0.2g，每日 4 次，连服 2 日后再行刮宫术，以免发生感染扩散。应全面彻底地刮除残留组织及子宫蜕膜，以达到止血和进行病理检查的双重目的，还应注意排除妊娠滋养细胞疾病。术后应给予子宫收缩剂促进子宫收缩，并继续应用广谱抗生素 1～2 日。

（3）子宫复旧不全的病因，若为子宫肌壁间肌瘤，主要是应用子宫收缩剂。若治疗数日无显著效果，阴道仍持续较多量流血，则应考虑介入或手术治疗。

（4）治愈标准：出血停止和子宫恢复正常。

八、预防与调摄

（一）预防

（1）预防极为重要，积极开展新法接生，医护人员应严格遵守无菌操作。

（2）第三产程时注意检查胎盘、胎膜是否完整，如发现不完整，应立即清理宫腔。

（3）产褥期要保持外阴清洁，经常更换月经垫，勤换内裤；禁止盆浴，禁止性生活，以避免或减少感染的机会。

（二）调摄

（1）分娩后应绝对卧床休息，加强产后护理，注意腹部保暖，避免感受风寒，不食或少食辛辣或寒凉等食物，可多吃新鲜蔬菜。

（2）安慰患者，消除其思想顾虑，特别要注意意外的精神刺激。

（3）加强营养，有瘀热者，应服食藕汁、梨汁、橘子汁、西瓜汁，以清热化瘀。

（4）脾虚气弱者，遇寒冷季节可增加羊肉、狗肉等温补食品；肝肾阴虚者可增加滋阴食物，如甲鱼、龟肉等。

（黄菊　来玉芹）

<h1 style="text-align:center">第十一章　产后子宫复旧不全</h1>

一、西医概述

1.定义

产后子宫复旧不全是指产后 6 周子宫仍未能恢复到非孕状态，也称"产后子宫复旧不良"。

2.诊断标准

产后子宫于第 1 日宫底平脐，以后每日下降 1～2cm；凡下降不足 1cm 或产后恶露增多，或恶露持续时间延长，可诊断为子宫复旧不良。妇科检查多见宫颈口有陈旧性血液流出，子宫偏大、质软，可有轻度压痛。B 超显示子宫偏大，或子宫腔积液，或子宫异常回声。包括生殖道膨出、子宫脱垂、压力性尿失禁等。

二、中医概述

（一）产后恶露不绝

1.定义

产后血性恶露持续 10 日以上，仍淋漓不尽，称"产后恶露不绝"，又称"恶露不尽""恶露不止"。

2.诊断标准

（1）病史：了解有无产程过长、组织残留、产后子宫复旧不良等病史。

（2）临床表现：产后血性恶露日久不尽，量或多或少，色淡红、暗红或紫红，或有恶臭气，可伴神疲懒言、气短乏力、小腹空坠；或伴小腹疼痛拒按。出血多时可并发贫血，严重者可致昏厥。

（3）检查：

①妇科检查：子宫大而软，或有压痛，宫口松弛，有时可见残留胎盘组织堵塞于宫口。当恶露量多、色鲜红时，应仔细检查软产道，及时发现软产道损伤。

②辅助检查：血、尿常规，了解感染与贫血情况；B 型超声检查，了解宫腔内有无残留物，子宫复旧情况，剖宫产切口愈合情况；必要时行宫腔分泌物培养或涂片检查。

（二）阴挺

1. 定义

女性子宫下垂，甚至脱出于阴户之外，或阴道壁膨出，统称为"阴挺"，又称为"阴脱""阴癞""阴菌""阴痔""产肠不收""葫芦颓"等。阴挺多为分娩损伤所致，故又有"产肠不收"之称。西医分别称为"子宫脱垂""阴道壁膨出"。

2. 诊断标准

（1）病史：多有分娩损伤史，或产后过早操劳负重，或长期咳嗽，或便秘努责史。

（2）临床表现：自觉小腹下坠隐痛，阴道口有物脱出，持重、站立则脱出加重，卧床休息则可缩复还纳。亦可见带下增多，外阴湿秽不适，小便频数或失禁。

（3）妇科检查：患者取膀胱截石位后，检查判断子宫脱垂的程度、阴道前后壁膨出及会阴撕裂的程度。根据患者平卧，用力屏气时子宫下降的程度，划分为 3 度：

Ⅰ度：子宫颈下垂到坐骨棘以下，但不超越阴道口。轻型：宫颈外口距处女膜缘＜ 4cm；重型：宫颈已达处女膜缘。

Ⅱ度：轻型：宫颈已脱出阴道口，宫体仍在阴道内。重型：部分宫体已脱出阴道口。

Ⅲ度：宫颈及宫体全部脱出至阴道口外。

三、辨证分型

（一）产后恶露不绝

1. 气虚证

（1）主要证候：恶露过期不尽，量多，色淡，质稀，无臭气；面色㿠白，神疲懒言，四肢无力，小腹空坠；舌淡，苔薄白，脉细弱。

（2）证候分析：气虚冲任子宫失摄，故恶露过期不止而量多；气虚则阳气不振，血失温煦，故恶露色淡、质稀、无臭气；气虚清阳不升则面色㿠白；中阳不振，则神疲懒言，四肢无力；气虚下陷，故小腹空坠；舌淡苔薄白，脉细弱，均为气虚之征。

2. 血瘀证

（1）主要证候：恶露过期不尽，量时少或时多，色暗有血块；小腹疼痛拒按；舌紫黯或边有瘀点，脉沉涩。

（2）证候分析：瘀血阻滞冲任、子宫，新血不得归经，故恶露过期不尽，量少或多，色黯有血块；瘀血阻滞，经脉不畅，故小腹疼痛拒按；舌紫黯或边有瘀点，脉沉涩，均为瘀血阻滞之征。

3. 血热证

（1）主要证候：产后恶露过期不止，量较多，色紫红，质黏稠，有臭秽气；面色潮红，口燥咽干；舌质红，脉细数。

（2）证候分析：素体阴虚，因产失血伤津，营阴亏虚，虚热内生，热伏冲任，迫血妄行，故恶露过期不止；血为热灼，故量少、色红、质黏稠；余证，舌脉亦为阴虚血热之征。

（二）阴挺

1. 气虚证

（1）主要证候：子宫下移或脱出于阴道口外，阴道壁松弛膨出，劳则加重，小腹下坠；身倦懒言，面色不华，四肢乏力；小便频数，带下量多，质稀色淡；舌淡，苔薄，脉缓弱。

（2）证候分析：脾虚气弱，中气下陷，提摄无力，故子宫脱垂，小腹下坠；脾主肌肉、四肢，脾虚中阳不振，则四肢乏力；少气懒言，面色少华；下元气虚，膀胱失约，故小便频数；湿浊下注，则带下量多，质清稀。舌淡，苔薄，脉虚细，均为气虚之象。

2. 肾虚证

（1）主要证候：子宫下脱，日久不愈；头晕耳鸣，腰膝酸软冷痛，小腹下坠，小便频数，入夜尤甚，带下清稀；舌淡红，脉沉弱。

（2）证候分析：胞络者系于肾，肾虚则冲任不固，胞络损伤，提摄无力，故子宫脱垂，腰膝酸软，小腹下坠；肾虚膀胱气化失司，故小便频数，夜间尤甚；肾精不足，髓海失养，故头晕耳鸣。舌淡，苔薄，脉沉弱，均为肾虚之象。

四、中药治疗

（一）产后恶露不绝

1. 气虚证

（1）治疗法则：补气摄血固冲。

（2）方药：补中益气汤，加艾叶、阿胶、益母草。

（3）方药组成：黄芪、白术、陈皮、升麻、柴胡、人参、甘草、当归、艾叶、阿胶、益母草。

2. 血瘀证

（1）治疗法则：活血化瘀止血。

（2）方药：生化汤，加益母草、炒蒲黄。

（3）方药组成：全当归、川芎、桃仁、干姜、甘草、益母草、炒蒲黄。

3. 血热证

（1）阴虚血热

治疗法则：滋阴清热，凉血固冲。

方药：两地汤（《傅青主女科》）合二至丸（《医方集解》）。

方药组成：生地黄、地骨皮、玄参、白芍、麦冬、阿胶、女贞子、旱莲草。

（2）肝郁化热

治疗法则：疏肝解郁，清热固冲。

方药：丹栀逍遥散（《女科撮要》），去煨姜。

方药组成：当归、白芍、柴胡、白术、茯苓、牡丹皮、栀子、甘草、薄荷。

（二）阴挺

1. 气虚证

（1）治疗法则：补中益气，升阳举陷。

（2）方药：补中益气汤，加金樱子、杜仲、续断。

（3）方药组成：黄芪、白术、陈皮、升麻、柴胡、人参、甘草、当归、金樱子、杜仲、续断。

2. 肾虚证

（1）治疗法则：补肾固脱，益气升提。

（2）方药：大补元煎，加黄芪。

（3）方药组成：人参、山药、熟地黄、杜仲、当归、山茱萸、枸杞子、炙甘草、黄芪。

五、中医外治

（1）针灸治疗：

①治则：脾肾气虚者补益脾肾、升阳固脱，针灸并用，补法；湿热下注者清利湿热、举陷固脱，只针不灸，平补平泻。

②处方：以任脉腧穴为主，取百会、气海、关元、维道、三阴交。脾气虚者加归来、脾俞、足三里，健脾益气、举陷固胞；肾气虚者加太溪、肾俞，补益肾气、升提胞宫；湿热下注者加中极、阴陵泉、蠡沟，清热利湿、兼固胞脉。

③操作：诸穴均常规针刺，早期气虚为主者补法加灸；后期兼湿热下注者补泻兼施

或平补平泻，不灸；百会从前向后平刺 1 ～ 1.5 寸，先针后灸或针灸同施，也可单行艾柱灸法。每次 25min，1 次 1 日，连续 3 月为 1 个疗程。

（2）耳针：取皮质下、交感、内生殖器、脾、肾等耳穴，以砭石或王不留行籽按压，5 日 1 次。连续 3 月为 1 个疗程。

（3）隔物灸：选用温肾助阳、行气化瘀类中药方剂，共研细末，填于神阙或经络上，上置生姜捣碎以艾绒灸之。每周 1 次。连续 3 月为 1 个疗程。

（4）穴位注射：取关元俞、气海俞、子宫、足三里、肾俞。每次选 2 ～ 3 穴，每穴注射黄芪、当归注射液共 4ml，每日 1 次。连续 3 月为 1 个疗程。

六、西医治疗

（1）子宫托：适用于Ⅰ、Ⅱ度子宫脱出，且符合子宫托适应证者。常用的为塑料制的环状及喇叭形子宫托，放入阴道内将子宫上托，早放晚取，月经期、妊娠期停用。

（2）手术治疗。

（3）盆底康复治疗。

七、预防与调摄

预防和治疗腹压增加的疾病，避免重体力劳动。提高产科质量，避免困难阴道助娩。

（薛丹　来玉芹）

八、典型案例

患者陶某某，女，32 岁，2020 年 5 月 8 日首诊。

主诉：阴道分娩后 14 天，阴道出血并增多 6 天。现病史：平素月经规律，量中，色暗红，无痛经。14 天前自娩一活婴，6 天前阴道出血突如月经量，色淡红，质稀有血块，伴腹痛，自服益母草胶囊，未就诊。6 天来阴道出血量渐多，近 2 天量多如小便排出感，自觉乏力头晕、眼花气短。孕产史：G1P1，顺产 1 次。既往史：无。查体：贫血貌（面色、眼睑结膜），舌淡苔薄白，脉细弱。妇科检查：外阴见褐色分泌物，窥器进入后见阴道内大量出血，色鲜红，从宫颈口流出，子宫位于盆腔，偏大，活动度好，质软，子宫及附件未见明显压痛。辅助检查：经阴道附件彩超（TVS）示：子宫 85mm×87mm×74mm，宫腔内见厚 18mm 稍高回声，未见异常血流信号。患者签字拒绝查血常规明确血红蛋白情况。

中医诊断：产后恶露不尽（气血两虚兼血瘀证）。西医诊断：①产后子宫复旧不全。②贫血。

治疗法则：补气生血兼化瘀。治疗：①建议查血常规明确贫血情况。②中药生化汤合生脉散加减 5 剂。方药组成：当归 15g，川芎 6g，桃仁 10g，炙甘草 6g，山楂 12g，荆芥 6g，延胡索 15g，红花 6g，肉桂 3g，蒲黄 6g，党参 10g，五味子 6g。每日 1 剂，水煎内服。③穴位注射 2 日。④嘱患者若有出血量大，晕倒等不适，及时急诊就诊。⑤5 日后复查 B 超。

二诊：2020 年 5 月 9 日，患者诉昨日阴道流血较前明显减少，头晕、乏力较昨日稍缓解，偶有腹痛，纳寐欠佳，二便调。舌淡苔白，脉细稍弱。治疗：①继续中药上方治疗。②益母草注射液穴位注射 1 次。

三诊：2020 年 6 月 8 日，患者产后 42 天回院复查，诉服药后出血基本停止，偶有少量阴道褐色分泌物，腹痛、乏力、头晕、眼花、气短较前基本缓解，现纳可，睡眠因哺乳因素稍欠佳，二便正常。舌淡苔薄白，脉细。复查 TVS 示：子宫内膜厚度：4mm。处理：嘱患者继续口服益母草胶囊，1 周后复诊。

随访：2020 年 8 月月经来潮，2020 年 10 月再次怀孕。

按：患者产后阴道流血 14 天，伴有腹痛，病属产后子宫复旧不全，属中医"产后恶露不绝"范畴，伴乏力，头晕、眼花，气短，舌淡苔薄白，脉细弱，证属气血两虚兼瘀。妇检结合阴超提示子宫复旧不全。源于产时气血亏耗，冲任不固，产妇分娩过程中子宫脉络受损，血溢脉外成瘀；血不归经，以致恶露不绝。本治疗采取补气生血兼化瘀，益母草注射液穴位注射双侧足三里穴，以补气生血活血，结合中药生化汤合生脉散活血化瘀生新，益气养血。首次治疗效果明显，本治疗方案精简有效，节省患者就诊时间，治疗效果显著。

（钟义惠　来玉芹）

第十二章　乳汁淤积（哺乳期乳腺炎）

一、西医概述

1. 定义

急性乳腺炎是细菌侵入乳管和乳腺组织引起的急性感染，病情发展可成为蜂窝织炎、化脓性乳腺炎或乳房脓肿，临床主要表现为局部的红肿热痛，甚至化脓溃烂，出现发热、恶寒等全身症状。急性乳房炎是乳房的急性化脓性炎症，包括乳头炎、乳晕炎及乳腺炎。绝大多数患者是产后哺乳女性，以初产妇多见。往往发生在产后第 3 周或第 4 周，因此亦称"产后乳房炎"。其中，约 10% 的急性乳腺炎发展为乳腺脓肿。

2. 诊断标准

（1）表现：

①乳头炎和乳晕炎：由于乳头、乳颈及乳晕部皮肤皱褶不平，在乳晕范围内又有丰富的乳晕腺、汗腺、皮脂腺和毛发等结构，大多数哺乳妇女的乳头及乳晕部位都带有细菌，约 40% 的婴儿口腔内带有致病菌。乳儿过猛吸吮等导致乳头及乳晕部皮肤破损，引起乳头炎和乳晕炎。乳头炎病变早期表现为乳头皲裂，多为放射状小裂口，裂口深时可有出血，每当婴儿吸吮乳头时，乳头可出现刀割样疼痛，之后在乳头上可出现渗血或淡黄色稀薄液性渗出，略干燥后即在乳头表面形成结痂。如未及时纠正哺乳方法，易于再哺乳后出现结痂浸软及脱落，裂口随之增大，而后又渗血渗液及再结痂，如此反复发生。大多数患者无明显全身症状，但极易发展为急性乳腺炎或病情加重。乳晕炎常发生在乳头炎之后，炎症侵及乳晕深层则引起蜂窝组织炎，局部红肿热痛等急性炎症的体征明显，此时可出现轻微全身症状。

②乳腺炎：乳腺炎分为早期乳腺炎、蜂窝组织炎及乳腺脓肿。

早期乳腺炎：开始时患者有高热、畏寒、寒战等全身症状。患侧乳房肿胀疼痛。检查见乳房表面皮肤发红或颜色未变，浅表静脉扩张，出现界限不清的肿块，触痛明显。如积极治疗，多能消散。

乳腺蜂窝组织炎：炎症继续发展，症状更为严重，多有畏寒、寒战、高热。乳腺的疼痛加剧，常呈跳痛。检查见乳房表面皮肤红肿、发热，伴有静脉扩张；有明显肿块，硬且压痛，腋下可扪及肿大并有压痛的淋巴结；末梢血白细胞计数明显增高，有核左移现象，如系溶血性链球菌感染，则浸润更广泛，严重者可引起败血症。

乳腺脓肿：炎症逐渐局限而形成脓肿。表现为高热、畏寒，体温可达38.5～39℃，甚至高达40℃，乳房疼痛加剧。脓肿可以是单房或多房，脓腔之间有纤维间隔开，甚至可在先后不同的时期形成几个脓肿，使病程迁延。脓肿部位也可深浅不同，表浅脓肿波动明显，可以向体表溃破，或穿破乳管从乳头排出脓液。深部脓肿早期不易出现波动感，如未及早切开引流，则慢慢向体表溃破，引起广泛的组织坏死，也可向乳腺后疏松结缔组织间隙内穿破，在乳腺和胸肌之间形成乳腺后脓肿。极少数患者在乳腺脓肿自行溃破或切开引流后形成脓瘘或乳瘘，经久不愈。

③乳房弥漫性蜂窝组织炎：本病的特点是炎性病变迅速侵犯几乎整个乳房，病情严重，常伴有高热等严重全身症状和体征，有时可迅速并发败血症。

（2）诊断：主要根据病史、临床症状和体检进行诊断。血液常规化验白细胞增高，并有核左移现象。乳腺红外线透光检查见血管充血，局部有炎症浸润阴影。强调早期诊断，使炎症在疾病早期得到控制。在诊断急性乳腺炎后，应注意确定有无乳腺脓肿存在。

3. 鉴别诊断

（1）乳房内淤奶块：产后3～4日乳房充血期淋巴管肿胀时，产妇会发烧、乳房有胀痛感觉，但一般不超过38℃，维持数小时至10余小时后恢复正常，乳房变软，乳汁分泌增多；在乳房充血期，整个乳房肿胀，但无局限肿块，局部也无红、肿、热、压痛。如乳汁很多，婴儿吸不尽，应于婴儿吸食后挤空，否则多余乳汁淤积形成奶块，局部可触及界限不清的硬块，皮肤不红肿，无感染时多无压痛，不伴发热，行乳房按摩挤出乳汁后则淤奶块消失。

（2）产褥感染、上呼吸道感染及泌尿道感染：产后发热常见原因有产褥感染、上呼吸道感染、泌尿道感染及乳腺炎等。应按产妇同时伴有的症状、体征加以鉴别。乳腺炎一般都有乳房肿胀，局部有红肿热痛。产褥感染时多伴有腹痛、恶露臭及宫底压痛。上呼吸道感染时有流涕、咽痛其咳嗽等症状，检查可见咽部充血、肺部呼吸音异常；X线检查可见肺纹理增粗，甚至出现肺炎浸润阴影。泌尿系统感染则伴有尿频、尿急、尿痛或血尿，尿液检查异常或尿细菌培养有细菌生长。

（3）炎性乳癌：病灶皮肤亦有潮红、灼热、触痛，但症状较急性乳腺炎轻；而皮肤病变范围较大，皮色较黯红；乳房内触及不具压痛的肿块，且多有腋下等处淋巴结转移性肿大，如鉴别有困难，可借助穿刺抽液或活体组织检查。

（4）晚期乳癌：乳中结块坚牢，病程长，癌瘤将近溃破时可有红肿，破后腐溃，淤痛连心，也可见脓水淋漓；但晚期乳癌一般不发生于哺乳期，没有乳房脓肿的全身反应，而局部表现突出，如皮肤粘连、乳头凹陷和朝向改变，腋下淋巴结的转移性肿大也较急性乳腺炎淋巴结继发肿大更为突出。

（5）浆细胞性乳腺炎：炎症肿块位于乳晕部，大多数伴有先天性乳头凹陷内缩，乳头分泌出粉样带臭味分泌物，脓液从乳头流出，反复发作，疮口经久不愈，疮口与乳头相通的瘘管经过切口或排线术方能根治。

二、中医概述

1. 定义

急性乳腺炎属中医"乳痈"范畴，又称"乳吹""妒乳""吹乳""乳毒""乳疽""乳痈"等。临床上可根据乳痈发生时期与发病原因不同而分为三类：一是产后或哺乳期所患的外吹乳痈，二是妊娠期所患的内吹乳痈，三是与妊娠和哺乳无关的、无论男女老少皆可发生的不乳儿乳痈，或称"席风呵乳"及"干奶子"。

2. 诊断标准

（1）病史：多为初产妇，或有乳房发育不良，乳头破损，乳头畸形，乳头内陷，或孕期乳房失于护理，产后乳房保健不力，断乳方法失当，以及局部用药过敏等病史。

（2）临床表现：初起哺乳时感觉乳头刺痛，伴有乳汁郁结成块现象，或可见 1 ～ 2 个乳管不通。继之在乳房局部有胀痛和硬结，皮肤微红或不红，伴有恶寒发热，头痛身痛等全身不适表现。脓肿形成期，乳房肿势逐渐增大，皮肤发红灼热，疼痛加剧，壮热不退。若肿势局限，中央变软，按之有波动感，为内已成脓。一般 10 日左右形成脓肿，但脓有浅深之别，浅者波动明显，深者则不明显，常需穿刺确诊。脓肿可单个亦可多个；脓腔可单房，传囊则多房。

脓肿溃破时，可以向外溃破，脓液从体表排出；也可溃穿乳管，脓液从乳头排出。脓溃后一般出现体温下降，肿痛减轻，逐渐愈合。若处理不当，可形成瘘管。

（3）局部检查：初期乳房胀满，扪及硬块，压痛，皮肤发红或灼热感（充血）。后期局部肿胀发硬，表面焮红灼热，触痛明显，脓肿形成时，肿块中央有波动感。

（4）辅助检查：

①血常规：血白细胞计数升高。

②穿刺术或切开术：急性乳腺炎形成脓肿者，可穿刺或切开见脓液，镜检可见大量脓细胞或坏死组织等。

③乳腺导管 X 线造影：可显示出乳腺脓肿的部位、大小、形态等情况。

④近红外线透照仪：急性乳腺炎早期病灶部位可见弥漫亮度减低，用强光源可见到黑色或灰色阴影；脓肿形成则可见局限性的深灰阴影，脓肿吸收，炎症消退，则灰阴影或变浅或消失。

⑤冷光透照仪：急性乳腺炎透照下呈现一片漆黑，慢性炎症表现为一片"宁静"状

态，周围无血管的暗区。

三、辨证分型

急性乳腺炎从初起至痊愈，发病过程分为炎症期（含炎症初期及蜂窝织炎期）、脓肿形成期、脓肿破溃期，相当于中医"乳痈"所分的郁乳期（气滞热壅证）、蕴脓期（热毒炽盛证）、溃脓期（正虚邪恋证）。临证时应根据热势、痛况、皮色、肿块的软硬，结合其他证候以辨别其分期与证型。尤其应注意鉴别脓肿是否形成，若乳房肿硬疼痛，皮色不变或发红，乳汁排泄不畅，恶寒发热，多属郁乳期。若乳房肿硬增大，疼痛剧烈，犹似鸡啄，夜深更甚，皮肤红热，按之应指，乳汁不畅甚或无乳，壮热憎寒，朝轻暮重，多为脓肿已成。若脓液流出，肿胀疼痛减轻，发热不扬，此属溃脓期。

1. 气滞热壅证

（1）主要证候：乳汁郁积结块，皮色不变或微红，肿胀疼痛，伴恶寒发热，头痛，周身酸楚，口渴，便秘；舌红，苔黄，脉数。

（2）证候分析：《丹溪心法·痈疽十五》云："乳房阳明所经，乳头厥阴所属。"肝郁气滞，厥阴之气不行，乳络阻，凝滞败乳变生乳痈，故乳房结块肿胀，焮热疼痛，或复加风寒之邪内侵，营卫不和，故恶寒发热，头身疼痛，口渴，便秘，溲赤，舌红，苔黄，脉数，皆郁热作祟，犯胃伤津之候。此证相当于炎症期。

2. 热毒炽盛证

（1）主要证候：壮热寒颤、乳房肿块增大，皮肤焮红灼热，疼痛加剧如鸟啄，肿块中央变软，有应指感；或切开排脓后引流不畅，红肿热痛不消，有"传囊"现象。

（2）证候分析：积热鸥张，蓄乳不清，火热更盛，故见壮热，乳房肿痛，皮肤焮红灼热加甚；热毒炽盛，阻滞经络气血运行，则血败肉腐化脓生痈，即《内经》所谓"热盛则肉腐，肉腐则成脓"。浊脓已成，其位已定，故见肿处持续跳痛如鸟啄，触之为软有应指感。若脓毒流注，由此及彼，则见"传囊"之变。热毒上扰则烦躁不安；邪热伤津，则口苦咽干；舌红，苔黄腻，为里实热，热毒炽盛之征。此证相当于脓肿形成期。

3. 正虚毒恋证

（1）主要证候：溃脓后乳房肿痛虽轻，但疮口脓水不断，脓汁清稀，愈合缓慢或形成乳漏；全身乏力，面色少华，或低热不退，饮食减少；舌质淡，苔薄或稍腻，脉细无力或虚数。

（2）证候分析：脓肿溃破，毒邪外排，故见热退、肿消痛减；病久伤正，余邪难清，故有低热起伏，脓出清稀，神疲乏力，面白声低之象；饮食减少，乃胃气未复；舌淡苔薄腻，脉虚数为正虚邪恋之征。此证相当于破溃期。

四、中药治疗

治疗急性乳腺炎，根据病因病机主要是外由产后哺乳，乳头破损，风毒之邪入络，内由厥阴之气不舒，阳明胃热蕴蒸以致乳汁郁积，乳络闭塞，邪易腐乳，应以通、消、清为主，但应分期，辨证施治。如初起郁乳期，宜疏肝清胃，消肿散结；蕴脓期，宜清热解毒，托里透脓；溃脓期，宜排脓生肌，清除余毒。在各期的治疗中，均应注意配合外治法（参前辨病论治）等措施，必要时结合西医综合治疗。

1. 气滞热壅证

（1）治疗法则：疏肝理气，清热散结。

（2）方药一：仙方活命饮（《校注妇人良方》）。

方药组成：炮山甲、天花粉、甘草、白芷、皂角刺、当归尾、赤芍、乳香、没药、防风、贝母、陈皮、金银花。

本方为痈疡初起的常用要方，凡痈肿属于阳证体实者均可使用。全方具有清热解毒、消肿溃坚、活血止痛之功。本证属肝、胃蕴热，邪毒郁于气卫，应重在清泄肝经、阳明二经实热，可在原方加柴胡、连翘；若高热不减者，再加石膏、荆芥（后下）；大便秘结者，加大黄，以泄热通便；乳房焮热、痛剧者，加蒲公英、鱼腥草、川楝子，以清热解毒止痛。舌红少津，口干者，加生地黄、玄参，以清热凉血、养阴生津。

（3）方药二：经验方。

方药组成：柴胡、苏梗、荆芥、防风、牛蒡子、全当归、炒赤芍、全瓜蒌、蒲公英、王不留行、鹿角霜、青陈皮、丝瓜络、路路通。

本方取柴胡、苏梗、荆芥、防风、牛蒡子疏散卫气以通；当归合赤芍和营血使通；丝瓜络、路路通宣乳络攻通；鹿角霜、王不留行温散行血消肿使通；蒲公英活血之功寓于清热之中，清中有通。总之，全方贯穿于"通"。

2. 热毒炽盛证

（1）治疗法则：清热解毒，托里透脓。

（2）方药一：托里散（《沈氏女科辑要》），加穿山甲、蒲公英。

方药组成：金银花、连翘、大黄、赤芍、当归、芒硝、牡蛎、皂角刺、穿山甲、蒲公英。

全方具清热解毒、排脓消肿之功，对热毒已入营血之证甚合拍。方中蒲公英为治痈良药，《本草纲目》认为蒲公英"主治妇人乳痈"，能"化热毒，消肿核，有奇功"，宜重用至30～50g，如有鲜品，加之捣烂外敷效更佳。如高热不减，乳房焮红肿胀者，加青天葵、夏枯草、水牛角，以清热凉血，泄火散结。大便秘结者，大黄后下，芒硝冲服；大便畅者，二药之量减半，同煎服；烦渴引饮者，加石膏、天花粉，以泄火生津。

（3）方药二：内消散（《外科正宗》）。

方药组成：金银花、知母、贝母、天花粉、半夏、白及、穿山甲、皂角刺、乳香。

原方治痈疽发背、无名肿毒等症，以其具清热解毒、通络行滞之功而选于此。有人用上方加连翘治疗本病之内热壅盛证，效果良好。高热者，加生石膏、黄芩；口渴甚者，加麦冬、生地黄；乳头痛者，加龙胆草；大便干结者，加火麻仁。

3. 正虚毒恋证

（1）治疗法则：益气养血，祛腐生肌。

（2）方药一：人参养荣汤（《太平惠民和剂局方》）。

方药组成：黄芪、党参、白术、云苓、熟地黄、当归、炙甘草、白芍、远志、五味子、大枣、生姜、陈皮、肉桂。

原治积劳虚损阴阳衰弱，五脏气竭之症。方中大枣补气益血养营之品，对气血双亏，久不收口之乳痈颇宜。其中黄芪宜重用至 30 ～ 60g，低热起伏，口干咽燥者，去肉桂、陈皮、生姜之辛燥品，选加柴胡、夏枯草、白薇以清余热；为促伤口生肌收敛，可酌选白及、白芷之类。

（3）方药二：四妙汤（《外科精要》），加败酱草。

方药组成：黄芪、金银花、当归、甘草、败酱草。

方中黄芪、当归，益气养血、托里排脓；金银花、甘草，清热解毒；甘草，调和诸药；加败酱草以增强清热、祛湿、排脓之功。反复低热者，加连翘、蒲公英；脓出清稀量多者，加鹿角霜、麻黄；脓出不畅者，加皂角刺、穿山甲。

五、中医外治

（一）针灸疗法

（1）毫针：针灸取肩井、膻中、足三里、列缺、膈俞等穴，用针刺泻法，留针 15 ～ 30min，每日 1 次。或治疗急性乳腺炎初期患者；采用 1.5 寸腕踝针呈 30° 斜刺入腕横纹上两横指，掌长肌腱和桡侧腕屈肌腱之间，针刺入后将针身贴于皮肤表面，再沿身体长轴方向在表皮浅下刺入 1.2 寸，以患者无酸、麻、胀、痛等感觉，与此同时，用艾条悬起灸病变处，以有热感、能耐受为佳，留针 20min，不行针，悬灸 20min，每日 1 次，1 周治疗结束。

（2）三棱针：选取背部 T5 ～ T7 旁开 1.5 寸左右寻找形似丘疹、大小如粟粒状红色小点，用三棱针呈 "∴" 形点针，然后加拔火罐，留罐 15 ～ 30min；或于健侧肩胛骨下寻找针尖大瘀点，消毒后用三棱针刺入皮下组织，慢慢挑断白色筋状物数条，每日

1次。

（3）皮肤针：选取乳根、膻中、期门等穴，消毒后用皮肤针刺，以皮肤充血发红出血为度，每日1次。发热时，可加用肩井、曲池等穴。

（4）火针：取乳根、膻中、阿是穴，配鱼际、少泽、足三里、行间等穴，右手持2号火针，在灯上烧红至发白亮，左手握住乳房，迅速刺入病灶中心，乳根、肩井、足三里穴火针刺后留针3～5min（其他穴位点刺），每日1次，连续3～10次。

此外，针刺尚可配合按摩、前臂放血疗法、拔火罐法等进行治疗。

（二）推拿疗法

适用于初期。

（1）手法按摩：按摩前，先在患侧乳房局部热敷，然后涂油少许以润滑皮肤减少摩擦力；术者或患者自己用五指由乳房四周轻轻向乳头方向按摩，但不宜用力挤压或旋转按压，而是沿乳管方向施以正压，把淤乳逐步推出。同时，应用手轻提乳头数次，以扩张乳头的乳管。

（2）梳背按摩：施术前准备同上。术者或患者自己用烤热的木梳背轻柔地按摩患部，继向乳头连续推赶，使乳头痹阻开通，积乳排出。

（3）手法推拿：是通导乳络的主要方法。具体方法：患者取坐位，暴露乳房，按摩者双手浸入热水，涂上肥皂，站在患者背后，双手掌面托住乳房，从乳房边缘向乳头方向均匀按压，顺抹至乳晕，在4个象限重复按摩15次以上，有肿块部位加按摩次数，手法由轻到重，使患者逐渐适应，乳络通畅后，可见乳头有8～12个乳络口有乳汁呈线状喷射，有时可使肿块侧乳头流出郁乳或稠脓，每次按摩一侧乳房需15～30min，每日2～4次。

（三）物理疗法

（1）紫外线治疗：紫外线具有良好的干燥、杀菌、消炎作用。可直接杀灭浅表组织内的细菌或病毒，加速血液循环、镇痛、促进上皮再生，故采用紫外线照射治疗乳头皲裂或喂奶时被小孩咬伤的伤口等，可促进乳头止痛、加速皮损修复与愈合，从而起到良好的治疗作用。

（2）激光磁场理疗仪治疗：取膻中、乳根、肩井、少泽、阿是穴等为一组穴位，与膻中、乳根、足三里、梁丘、合谷、阿是穴等另一组穴位交替使用激光照射，每次每穴5min，每日2次，10次为1个疗程。

（3）大功率超短波治疗：采用板状电板，单侧病变者前后对置，双侧病变可视病变大小、深浅，采用双侧对置或分别用前后对置法。无热量至微热量，每次治疗

12 ～ 15min，每日 1 次。

（4）磁疗罐疗法：磁疗的治疗目的是通过改善局部血液循环，促进淤积的乳汁排出，促进肿块的减轻与消除，有利于阻止病变进一步发展。将磁疗罐贴敷于双侧乳根穴、子宫穴、关元穴及阿是穴（肿块或病变中心），每次治疗 20 ～ 30min，每日 1 次。

（四）其他疗法

1. 按疾病发展阶段分

（1）初起：①用金黄散或玉露散，以冷开水或醋调敷。②用金黄膏或玉露膏敷贴。③用鲜野菊花、鲜蒲公英、鲜地丁草、仙人掌（去刺）等洗净捣烂外敷。④用 20% 芒硝溶液湿敷。⑤用大黄、芒硝各等份研末，适量凡士林调敷。

（2）成脓：局部按之有波动感或经穿刺抽脓抽得脓液者，应及时切开引流。一般采用围绕乳头呈放射状的切口，切口位置选择脓肿稍低的部位，切口长度与脓腔基底的大小基本一致，使引流通畅不致袋脓，但需避免手术损伤乳络形成乳瘘。而乳晕部的浅表脓肿、乳房后的脓肿或乳房周边脓肿，则可在乳晕边缘或乳房周边作弧形切口。脓腔较大者，必要时可在脓腔最低部位作对口引流。脓肿小而浅者，可用针吸穿刺抽脓。

（3）溃后：切开排脓后用八二丹、九一丹药线或凡士林纱条引流，外敷金黄散或金黄膏；脓尽改用生肌散收口，外用红油膏或生肌玉红膏盖贴；若有袋脓现象，可在脓腔下方用垫棉法加压，使脓液不致潴留；如有乳汁从疮口溢出，则可在患侧用垫棉法束紧，排出乳汁，促进愈合；若成传囊乳痈，则在肿块按之应指处另作一切口；若形成乳房部窦道，可用五五丹药捻，插入窦道至脓腔深处，以腐蚀管壁，至脓液减少后用九一丹药线，脓净则改用生肌散纽条，直至愈合。

2. 按治疗方法分

（1）按摩：乳痈初起，局部肿痛，淤乳明显者，可行乳房按摩。先做热敷，再在患侧乳房涂上少许润滑油；先轻揪乳头数次，然后一手掌托起患乳，另一手手指并拢由乳房基底边缘向乳头方向轻轻推按，将淤滞的乳汁逐步挤出。

（2）手法排乳结合外敷治疗：先整体排乳，双手自乳根向乳头区有规律地按压，再局部乳汁淤积处重点滑动挤压排出乳汁，使乳房部乳络畅通，再以天黄消痈散（天花粉 36g，王不留行籽 24g，金银花 12g，赤芍、紫花地丁、蒲公英、皂角各 15g，甘草 6g）打磨成粉以醋调和敷于结块处。5 天为 1 个疗程。

六、西医治疗

乳腺炎一旦发现必须采取积极的治疗措施，避免炎症范围继续扩大，破坏更多的乳腺小叶组织，使病程延长。

（1）物理疗法：用绷带或乳托将乳房托起，乳汁淤积期患者可继续哺乳，局部用冰敷，以减少乳汁分泌。蜂窝组织炎期患者应暂停哺乳并采取措施使乳汁排出，局部用湿热敷或理疗，促使炎症局限化。在抗生素治疗下，应用超短波及超声加手法挤奶治疗效果良好。在脓肿形成前进行理疗，多数患者的炎症可自行消失。

（2）手术疗法：适用于乳腺脓肿形成患者。较小的脓肿可先采用穿刺排脓，在局麻下用粗针头刺入脓肿，吸出脓液，注入抗生素，每日 1 次，至无脓时为止。

（3）抗生素治疗：应选择本地区对金黄色葡萄球菌敏感的抗生素，如青霉素或头孢菌素（包括第一代、第二代），对青霉素过敏者可选用红霉素。强调不能过早停用抗生素，一般治疗应持续 10 日左右。

（4）停止哺乳可能加重乳汁淤积，故不列为乳腺炎处理常规，限用于感染严重或乳腺脓肿引流后形成乳瘘者。终止乳汁分泌的方法：

①己烯雌酚 5mg，口服，每日 3 次，共 5～7 日；

②维生素 B_6 200mg，口服，每日 3 次，共 5～7 日；

③溴隐亭 2.5mg，口服，每日 2 次，共 14 日。

七、预防与调摄

（一）预防

（1）妊娠后期开始用温肥皂水擦洗乳头、乳晕，锻炼其坚韧性。

（2）对于乳头凹陷者，要设法纠正，经常轻轻牵拉乳头或用吸乳器吸引。

（3）产后可用橘核 30g，水煎服 2～3 剂，以防止乳汁淤滞而发生乳痈。

（4）定时哺乳，每次哺乳时乳汁要吸尽；如吸不尽，可用吸奶器或手按摩挤出，防止淤积。

（5）乳头破裂、擦伤者，暂停哺乳，用吸乳器将乳汁吸出间接哺乳，同时及时治疗，一般可用麻油或蛋白油涂之，每日 4～5 次。

（6）注意婴儿的口腔清洁，不含乳而睡。同时注意乳头卫生，每次哺乳前后均用温水洗净。

（7）断乳前应渐减哺乳次数，不宜突然断乳，配合内服麦芽、山楂、橘核、鸡内金、布渣叶等消积导滞回乳之品。如发现乳房结块胀痛，不宜挤出乳汁，宜用外敷法消散。

（二）调摄

（1）保持心情舒畅，避免精神紧张。

（2）饮食宜清淡富营养为佳，慎食公鸡、鹅、蟹、海味等助壅动热之品，以及辛辣煎炒炙煿等食物。

（3）暂停患侧哺乳，用乳罩或宽布托起乳房，用吸乳器吸出乳汁；治疗 2～3 日仍无效者，应考虑回乳。

（4）外敷药物引起皮肤过敏者，可用青黛散香油调敷局部。

（5）溃口、切口周围皮肤应保持清洁，换药时应消毒。

（6）疮口不宜挤压。

（黄菊　来玉芹）

第十三章 不孕症

一、西医概述

1. 定义

不孕症指 1 年以上未采取任何避孕措施，性生活正常而没有成功妊娠，主要分为原发不孕及继发不孕。原发不孕为从未受孕；继发不孕为曾经怀孕以后又不孕。不孕是一种常见的问题，影响 10% ~ 15% 的育龄夫妇。不孕的原因分为男性不育和女性不孕。

2. 诊断

不孕症是全世界关注的人类自身生殖健康问题。阻碍受孕的因素有女方、男方或男女双方。据统计，女方因素占 40% ~ 55%，男方因素占 25% ~ 40%，男女双方因素占 20%，免疫和不明原因约 10%，总发病率为 10% ~ 15%。世界卫生组织对不孕症定义的时间界定是 1 年，目的是早诊断、早治疗。由于女性生育能力在 30 岁以后开始下降，30 ~ 40 岁下降更为明显，晚婚求嗣者应及早诊治。通过男女双方全面检查找出不孕原因，是不孕症的诊治关键。

首要的病因诊断依次是排卵障碍、精液异常、输卵管异常、不明原因的不孕、子宫内膜异位症和其他（如免疫性不孕）。女性不孕主要以排卵障碍、输卵管异常、子宫内膜容受性异常为主，男性不育主要是生精异常及排精障碍。

3. 女性不孕辅助检查

（1）排卵功能障碍性不孕的检查。

确定无排卵及其病因的第一种方法是基础体温测定，一般基础体温升高 0.5 ~ 1.0℃ 提示有无排卵及黄体期的长短。这项测试虽然简易、费用低，但是患者花费的精力较大，并且约 20% 单项体温的病例经其他方法测试有排卵。判定有无排卵的第二种方法是尿 LH 测定，在月经的第 10 ~第 16 日测试（绝大多数患者在这一窗口期排卵），检测 LH 峰比 BBT 测定的准确性高，但测定 LH 花费较大，出现 LH 表示有排卵可能，但也有的患者出现 LH 峰却不排卵，可能与未破裂卵泡黄素化综合征有关。检测排卵的其他方法：测定黄体中期孕酮（P > 3ng/ml）水平；超声于月经中期见成熟卵泡出现（卵泡直径 1.6 ~ 2.2cm）、于排卵期见盆腔游离液体；内膜活检（月经第 1 日或周期第 23 日）子宫内膜呈分泌期改变。

（2）输卵管性不孕的检查。

①B超监视下输卵管通液术（SSG）：可在超声监视下观察到液体（也可选用特殊的超声诊断造影剂）注入后流经输卵管出现的声像变化。无传统输卵管通液术的盲目性，与腹腔镜检查符合率达81.8%；且对子宫、输卵管黏膜无损害，副作用轻。操作方法与输卵管通液术相似，在注入液体前后及过程中采用B超全程监视。结果评定：通畅，即见宫腔内形成无回声区并向双侧输卵管方向移动，后穹窿可见液性暗区；通而不畅，即推注液体时有阻力，反复稍加压推注见液体流经输卵管，后穹窿可见液性暗区；梗阻，即推注阻力大，并见宫腔暗区扩大，患者诉腹痛，后穹窿未见液性暗区。

②子宫输卵管造影术（HSG）：对子宫腔也有比较全面的了解，能判断宫腔内5mm大小的病变，操作简便。造影剂可采用40%碘化油或76%泛影葡胺；有出现碘过敏可能，术前需做皮试。患者仰卧于X线检查台，宫腔内注入泛影葡胺造影剂，先拍摄第一张片以了解宫腔及输卵管，继续注入造影剂同时摄第二张片，观察有无造影剂进入盆腔及在盆腔内弥散情况；若采用碘化油则24h后摄第二张片。根据摄片所示分析输卵管通畅情况，准确率达80%。

③腹腔镜检查：可直视盆腔内脏器，能全面、准确、及时判断各器官病变的性质和程度。通过镜下通液试验能动态观察输卵管通畅程度，同时起到疏通输卵管腔的作用，是女性不孕检查的最佳手段之一。

（3）免疫性不孕的检查。

①精子免疫检测：分抗精子抗体（AsAb）检测、精浆免疫抑制物质检测和精子的细胞免疫检测三部分，临床上比较常用的仍是AsAb的检测。检测AsAb的方法有很多，目前的手段只是有限的集中在检测免疫球蛋白（IgG、IgA和少数IgM）上。一是检测附着在精子上的AsAb（直接法）；二是检测血清、精液、女性生殖道分泌物中的AsAb（间接法）。直接法的结果比较准确可靠，间接法得出的结果往往有效性偏低而变异性偏高。

②精子宫颈黏液试验性交后试验（PCT）：在预测的排卵期进行，试验前3日禁性生活，避免阴道用药或冲洗；若宫颈有炎症，黏液黏稠并有白细胞时，不适做此试验，需治疗后再做。性生活后2～8h内，吸取受试者宫颈黏液涂于玻片上检查。若每高倍视野有20个活动精子即为正常；若精子穿过黏液能力差或精子不运动为异常。PCT正常说明夫妻性生活正常，卵巢雌激素分泌和宫颈黏液反应性正常，精子可以穿透宫颈黏液，该对夫妻有生育能力，可排除女方宫颈因素、男方精子成活率和穿透力等相关因素导致的不孕。

（4）不明原因不孕的检查。

在诊断不明原因的不孕之前，基本不孕评估应证实有排卵、输卵管通畅、正常子宫腔和正常的精液分析，在这些都正常的情况下的不孕才归为不明原因不孕。

4. 男性不育辅助检查

（1）体格检查。

全身检查血压，身高、体重，营养状况及第二性征，包括体型、骨骼、脂肪分布、体毛分布、有无男性乳房发育（提示 Klinefelter 综合征）、有无嗅觉异常（提示 Klinefelter 综合征）等。其中，Klinefelter 综合征即克氏综合征，是先天性男性性腺功能减退症的最常见病因。发病原因为患者遗传自父方或（和）母方的一条或多条额外的 X 染色体，临床表现包括睾丸硬小、类无睾症身材、男性乳腺发育、性功能障碍、不育以及糖脂代谢紊乱等。

生殖器官检查主要是检查睾丸大小、质地、有无压痛等；附睾有无压痛、硬结；精索静脉有无曲张及其曲张程度；阴茎大小及发育等。直肠指诊应注意前列腺的大小和质地，正常情况下不能触及精囊，当精囊病变时，可能触及。

（2）精液检查。

①精液常规检查：包括对精子和精浆两方面的评估。精液常规是评价不育夫妇中男性生育力的最常用和最重要的检查，正常精液是睾丸和附睾分泌物和精子的混合物，射精时混合前列腺、精囊腺及尿道球腺的分泌物，最后形成黏稠的射出物。分析指标包括精液体积、精子密度、活率、活力、形态、有无白细胞等。

②精液生化检查：精浆中的 α-葡萄糖苷酶、肉毒碱是附睾的特征性产物；果糖是精囊的特征性产物；酸性磷酸酶、柠檬酸、锌等是前列腺的特征性产物。这些项目检测有助于判断男性附属性腺的功能状态。

③病原体检查：在前列腺液或精液中查出病原菌或支原体、衣原体对治疗有指导意义。

④精液细胞学检查：根据各级生殖细胞的比例和形态，可以获得有关睾丸生精功能的有价值的信息。如发现较多的精原细胞和精母细胞而未见精子，提示生精过程障碍。

（3）内分泌检查。

包括 T、FSH、LH、PRL 等，通过测定对下丘脑、垂体、睾丸功能做出评估，并为分析睾丸功能衰竭的原因提供依据。

高 FSH 和低 T 水平提示睾丸源性的性腺功能低下，见于 Klinefelter 综合征、严重精索静脉曲张、放线病、药物损伤等引起的无精子症；FSH 低于正常水平，说明存在中枢性病变，是丘脑病变还是垂体病变，需作垂体检查、GnRH 激发试验或睾丸活检来进行鉴别。

PRL 明显升高，FSH、LH 正常值低限或低下，并伴有性功能减低、少精、阳痿等，为高泌乳素血症，有垂体腺瘤或微腺瘤可能。

睾丸体积与 FSH 负相关，T 和 LH 则反映睾丸间质细胞的功能，而与睾丸体积不成正比，因此性激素测定也为睾丸活检提供依据。尽管 FSH 和 LH 呈脉冲式分泌，但 FSH 血清水平波动小，因此从某种程度上讲，血清 FSH 水平可以反映睾丸的生精功能，但 FSH 测定不能完全代替睾丸活检。

高 FSH 水平、小而硬睾丸（< 6ml）和无精子症是 Klinefelter 综合征的重要诊断指标。如睾丸体积 > 6ml，则可能为原发性或特发性生精障碍。这有两种可能：一是睾丸生精上皮损伤，二是丘脑下部释放促性腺激素释放因子（GnRH）脉冲效率降低。若 FSH 正常，睾丸体积小，应行垂体检查、GnRH 激发试验或睾丸活检来进行鉴别。睾丸体积正常的无精子症可能有多种原因，检查射精后尿液标本，以除外逆行射精。检查精浆果糖，若精浆果糖阴性，考虑是否有输精管及精囊缺如；也见于唯支持细胞综合征。若输精管正常，则可能为获得性射精管梗阻。若无精道梗阻，则需进一步做睾丸活检，以明确是否为原发性睾丸生精障碍。

（4）免疫学检查。

当遇到不明原因的精子活力差、自发性精子凝集现象、慢性生殖系统感染等病例，可检测夫妇双方血清及精液、宫颈黏液中的抗精子抗体。

（5）遗传学检查。

下列患者应考虑做遗传学检测，常规使用染色体显带技术、FISH 技术、Y 染色体微缺失检查。

①有先天性生殖系统异常者。

②阻塞性或非阻塞性无精子症或严重少精症者。

③夫妻有多年不明原因的不育。

④ FSH 水平升高，伴有小睾丸者。

⑤需接受 ICSI 技术助孕者。

（6）影像学检查。

怀疑颅内垂体病变，可行 CT 或 MRI 检查。多普勒超声检查有助于确认精索静脉曲张。输精管造影术、精囊造影术，是有创性检查，不但会给患者带来痛苦，而且检查中的不慎操作甚至可引起梗阻加重病情，因而应严格选择适应证。对无精子或精子极少的患者，体检时如无异常发现，而睾丸活检又显示生精功能存在，需进一步了解输精管道的情况，可进行此检查。

（7）创伤性检查。

无精子症是男性不育症中最为严重的一种，病因较复杂，发病率为男性不育症患者的 10% 左右，可分为梗阻性无精子症（OA）和非梗阻性无精子症（NOA）。前者是精道阻塞所引起，而非睾丸不生精；后者为睾丸生精功能障碍引起。

①阴囊探查术：无精子症患者，睾丸体积在 15ml 以上，输精管扪诊正常，性激素

水平正常，为鉴别无精子症是 OA 还是 NOA 所致，可行阴囊探查术，术中根据情况选择输精管精囊造影。

②诊断性经皮附睾穿刺取精术（PESA）：适应证包括双侧睾丸至少有一侧体积 ≥ 12ml；睾丸质地中等以上；血清 FSH 水平 2.5 ～ 40IU/L。禁忌证包括双侧睾丸体积均 40IU/L；有结核病史，附睾可伴有串珠状改变；急性附睾炎、睾丸炎、精索炎、精囊炎、前列腺炎或阴囊皮肤感染或湿疹；凝血功能异常，可取代损伤相对较大的睾丸活检术对无精子症患者进行 OA 与 NOA 的鉴别。

③睾丸活检：虽是一种创伤性诊断方法，却是男性学研究和疾病诊断中不可缺少的技术。睾丸活检是取活体睾丸组织进行组织学检查，用于了解睾丸病理变化和精子发生情况，以明确病变部位，进行定量组织学分析，评估预后，决定是否选用 ART 技术等。

二、中医概述

1.定义

凡婚后未避孕、有正常性生活、同居 1 年而未受孕，称为不孕症。从未妊娠，古称"全不产"；有过妊娠而后未避孕 1 年以上仍不孕，古称"断绪"。

2.鉴别诊断

不孕症应与暗产相鉴别。暗产是指早早孕期，胚胎初结而自然流产者。此时孕妇尚未有明显的妊娠反应，一般不易觉察而误认为不孕。《叶氏女科证治·暗产须知》曰："惟一月堕胎，人皆不知有胎，但谓不孕，不知其已受孕而堕也。"通过 BBT、早孕试验及病理学检查可明确。

三、辨证分型

男女双方在肾气盛，天癸至，任通冲盛的条件下，女子月事以时下，男子精气溢泻，两性相合，便可媾成胎孕，可见不孕主要与肾气不足、冲任气血失调有关。临床常见有肾虚、肝郁、痰湿、血瘀等类型。

1.肾虚

（1）肾气虚证。

①主要证候：婚久不孕，月经不调或停闭，量多或少，色淡暗质稀；腰酸膝软，头晕耳鸣，精神疲倦，小便清长；舌淡，苔薄白，脉沉细，两尺尤甚。

②证候分析：肾气不足，冲任虚衰，不能摄精成孕，而致不孕；冲任不调，血海失司，故月经不调或停闭，量或多或少；肾主骨生髓，腰为肾之府，肾虚则腰酸膝软，精

神疲倦；肾开窍于耳，脑为髓海，髓海不足，则头晕耳鸣；气化失常，则小便清长，经色淡暗质稀。舌淡，苔薄白，脉沉细，均为肾气虚之征。

（2）肾阳虚证。

①主要证候：婚久不孕，初潮延迟，月经后期，量少，色淡质稀，甚至停闭，带下量多，清稀如水；腰膝酸冷，性欲淡漠，面色晦暗，大便溏薄，小便清长；舌淡，苔白，脉沉迟。

②证候分析：肾阳不足，冲任虚寒，胞宫失煦，故婚久不孕；阳虚内寒，天癸迟至，冲任血海空虚，故初潮延迟，月经后期，甚至闭经；阳虚水泛，湿注任带，故带下量多，清稀如水；肾阳虚外府失煦，则腰膝酸冷，火衰则性欲淡漠；火不暖土，脾阳不足，则大便溏薄；膀胱失约，则小便清长；肾阳虚衰，血失温养，脉络拘急，血行不畅，则面色晦暗，经少色淡质稀。舌淡，苔白，脉沉迟，均为肾阳虚之征。

（3）肾阴虚证。

①主要证候：婚久不孕，月经先期，量少，色红质稠，或带下量少阴中干涩；腰酸膝软，头晕耳鸣，形体消瘦，五心烦热，失眠多梦；舌淡或舌红，少苔，脉细或细数。

②证候分析：肾阴亏虚，冲任血海匮乏，胞宫失养，故致不孕；精血不足，则月经量少，甚或闭经；阴虚内热，热迫血行，故月经先期；血少津亏，阴液不充，任带失养，阴窍失濡，故带下量少，阴中干涩；腰为肾之府，肾虚则腰膝酸软；阴虚血少，清窍失荣，血不养心，故头晕耳鸣，失眠多梦；阴虚火旺，故形体消瘦，五心烦热，经色红质稠。舌淡或舌红，少苔，脉细或细数，均为肾阴虚之征。

2. 肝郁

（1）主要证候：婚久不孕，月经周期先后不定，量或多或少，色暗，有血块，经行腹痛，或经前胸胁、乳房胀痛；情志抑郁，或烦躁易怒；舌淡红，苔薄白，脉弦。

（2）证候分析：肝气郁结，疏泄失常，冲任失和，故婚久不孕；气机不畅，血海蓄溢失常，故月经周期先后不定，量或多或少；气郁血滞，则经色暗，有血块；足厥阴肝经循少腹布胁肋，肝失条达，经脉不利，故经前胸胁、乳房胀痛；肝郁气滞，血行不畅，不通则痛，故经行腹痛；情怀不畅，郁久化火，故情志抑郁，或烦躁易怒。舌淡红，苔薄白，脉弦，均为肝郁之征。

3. 痰湿

（1）主要证候：婚久不孕，月经后期，甚或闭经，带下量多，色白质黏；形体肥胖，胸闷呕恶，心悸头晕；舌淡胖，苔白腻，脉滑。

（2）证候分析：素体脾虚，聚湿成痰，或肥胖之体，躯脂满溢，痰湿内盛，壅滞冲任，故婚久不孕；痰阻冲任、胞宫，气机不畅，故月经后期，甚或闭经；湿浊下注，则带下量多，质黏稠；痰浊内阻，饮停心下，清阳不升，则胸闷呕恶，头晕心悸。舌淡胖，苔白腻，脉滑，均为痰湿内停之征。

4. 血瘀

（1）主要证候：婚久不孕，月经后期，量或多或少，色紫黑，有血块，可伴痛经；平素小腹或少腹疼痛，或肛门坠胀不适；舌质紫暗，边有瘀点，脉弦涩。

（2）证候分析：瘀血内停，冲任阻滞，胞脉不通，故致不孕；冲任气血不畅，血海不能按时满溢，故月经周期延后，量少，色紫黑；瘀阻冲任，血不归经，则月经量多，有血块；血瘀气滞，不通则痛，故经行腹痛，或小腹、少腹疼痛，肛门坠胀不适。舌质紫暗，边有瘀点，脉弦涩，均为血瘀之征。

四、中药治疗

1. 肾虚证

（1）肾气虚证。

①治疗法则：补肾益气，温养冲任。

②方药：毓麟珠（《景岳全书》），又名调经毓麟丸。

③方药组成：人参、白术、茯苓、白芍、当归、川芎、熟地黄、炙甘草、菟丝子、杜仲、鹿角霜、川椒。

（2）肾阳虚证。

①治疗法则：温肾暖宫，调补冲任。

②方药：温胞饮或右归丸。

③方药组成：巴戟天、补骨脂、菟丝子、肉桂、附子、杜仲、白术、山药、芡实、人参。

（3）肾阴虚证。

①治疗法则：滋肾养血，调补冲任。

②方药：养精种玉汤（《傅青主女科》）。

③方药组成：当归、白芍、熟地黄、山萸肉。

2. 肝气郁结证

①治疗法则：疏肝解郁，理血调经。

②方药：开郁种玉汤（《傅青主女科》）。

③方药组成：当归、白芍、白术、茯苓、天花粉、牡丹皮、香附。

3. 瘀滞胞宫证

①治疗法则：逐瘀荡胞，调经助孕。

②方药：少腹逐瘀汤。

③方药组成：小茴香、干姜、延胡索、没药、当归、川芎、官桂、赤芍、蒲黄、五灵脂。

4. 痰湿内阻证

①治疗法则：燥湿化痰，行滞调经。

②方药：苍附导痰丸（《叶氏女科证治·调经》）。

③方药组成：茯苓、法半夏、陈皮、甘草、苍术、香附、胆南星、枳壳、生姜、神曲。

五、中医外治

（一）针灸疗法

（1）电针：取关元、中极、水道、卵巢、天枢等穴，中等刺激得气后在毫针针柄上接电针，选疏密波型（密波频率为 5 ～ 100Hz 可调，疏波频率是密波频率的 1/5，疏波时间为 5s，密波时间为 10s），刺激强度以患者耐受为度，留针 25min。从本次月经干净后始针至下次月经来潮时停针为 1 个疗程，共治疗 3 个疗程。

（2）温针：行经期（卵泡期）取十七椎、命门穴；经后期取三阴交、太溪、肾俞、膈俞、次髎、中髎穴；排卵期取气海、关元、子宫、足三里、复溜穴；经前期（黄体期）取气海、关元、阳陵泉、太冲穴。下腹部与腰背部交替施灸。从本次月经干净后始针至下次月经来潮时停针为 1 个疗程，共治疗 3 个疗程。

（3）腹针：取中脘、下脘、气海、关元（此四穴在腹针疗法中称为引气归元方）及关元下（关元穴下 0.5 寸）、气穴、外陵、水道等穴。留针的同时，将长 2cm 纯艾条段点燃，放入脐部专用木灸盒内，置于神阙穴上，留针施灸 30 ～ 40min。每星期治疗 3 次，从本次月经干净后始针至下次月经来潮时停针为 1 个疗程，共治疗 3 个疗程。

（4）穴位埋线疗法：肝俞、脾俞、肾俞、中脘、天枢、水道、关元、卵巢、子宫、归来、足三里、阴陵泉，每次辨证选取 10 ～ 12 穴，每 7 ～ 10 日 1 次，避开月经期。

（5）穴位注射：给予黄芪及当归注射液各 2ml 进行局部痛点穴位注射，每日 1 次。

（二）其他疗法

（1）耳穴贴压：取内生殖器、神门、肾、肝、脾、皮质下等耳穴，以砭石或王不留行籽按压，3 ～ 5 日 1 次。

（2）灸法：灸法是通过刺激腧穴经络的方法，以达到温经通络、活血行气、消肿散结、消寒祛湿、回阳救逆及预防保健的作用。包括督脉灸、铺灸、固本灸，7～10日1次。

（3）中药保留灌肠：灌肠疗法避免药物对胃肠道的刺激及消化酶的破坏，能使药物在肠壁、肠系膜及门脉系统维持较高的浓度。直肠和乙状结肠的解剖位置与体内生殖器官毗邻，痔静脉丛与盆腔内诸静脉相互交通，因此中药保留灌肠疗法对临近盆腔炎性疾病的治疗作用更为显著。从本次月经干净后始用至下次月经来潮时停用为1个疗程，共治疗3个疗程。

（4）罐类：包括温灸罐、扶阳罐、药物罐等。温灸罐及药物罐选取督脉、足太阳膀胱经背部侧线，用于湿重或红外热像检查显示督脉序贯不良者，7～10日1次。扶阳罐主要选取腹部沿经络走行至皮肤潮红，主要用于宫寒者，7～10日1次。月经期不做。

（5）中药外敷：每日1次，时长90min。从本次月经干净后始用至下次月经来潮时停用为1个疗程，共治疗3个疗程。

（6）海伐光（理疗仪）：无治疗禁忌，每日1次，每次25min。

（7）腹部推拿：通过按腹、揉腹、运腹以及推腹的方法对患者进行治疗，每周1次，每次30min。月经期不做。

（8）穴位贴敷：根据辨证及治疗时期，分别选取促排贴、助孕贴、保胎贴、孕吐贴、失眠贴、运化贴等，每次选穴2～4个，贴敷时长6～8h，每日1次。

六、西医治疗

（1）输卵管性不孕的治疗：根据病变部位、粘连程度、累及范围、不孕年限、是否合并其他不孕原因，以及患者的意愿选择合适的治疗输卵管性不孕的方法。

（2）排卵障碍性不孕的治疗：诱导排卵俗称促排卵，是治疗无排卵性不孕的主要手段，指对有排卵障碍的患者采用药物或手术方法诱发卵巢的排卵功能。一般以诱导单卵泡或少数卵泡发育为目的。主要应用于排卵障碍性不孕的治疗和（或）结合宫腔内人工授精技术。

（3）免疫性不孕的治疗：可从减少 AsAb 产生、抑制 AsAb 产生、去除结合精子的 AsAb、克服 AsAb 干扰几方面着手。

（4）不明原因性不孕的治疗：将不明原因不孕的治疗步骤归纳为"三步曲"，即诱导排卵、宫腔内人工授精、体外受精－胚胎移植。

（5）男性不育的治疗：应根据不同的致病因素采用不同的治疗方法。对于病因明确的，应积极采用相应的措施治疗，以提高其精液质量。对于不明原因的精子质量低下，可以尝试采用中药联合调整精神状态、生活习惯来改善精液质量；若效果不明显，或合并其他不孕原因、女方年龄大、不孕年限长等，应及时采用辅助生殖技术。

七、预防与调摄

重视未病先防、病中防变和病后防复的"三级预防"措施。在中医古籍中蕴含丰富的"求嗣"文化内涵，对未病先防尤为重视，可归纳如下：

（1）遵循"求嗣"之道，在选择婚配、婚龄、聚精养血、交合有时、交合有节等方面均要符合"求嗣"之道。

（2）调治劳伤痼疾，尤以种子必先调经和治疗带下病尤为重要。

（3）舒畅情志，夫妻之间的良好心态环境"两情甜畅"尤为重要。

（4）做好个人卫生，防感染，防流产。

（蒋娟　来玉芹）

八、典型案例

患者廖某，女，28岁，2020年3月20日初诊。

主诉：未避孕未孕3年余。现病史：平素月经不规律，9天/30天～240天，量中，色黯红，伴血块，痛经（±），LMP：2020年1月22日。3年前外院检查发现"双侧输卵管通而不畅"，予促排卵治疗2个周期均受孕失败。其后未避孕未孕至今。平素易下腹隐痛，偶有胃胀、呃逆，纳可，寐少欠佳。孕产史：G1P0，2年前生化妊娠1次。既往史：PCOS。查体：舌暗红，苔薄黄，脉细数。辅助检查：红外热像检测示子宫平均温度31.83℃；胃脘：32.03℃。属于阳虚样、血瘀样、阴虚样热像征。

中医诊断：①不孕症（脾肾两虚证）。②月经后期。西医诊断：①不孕症。②PCOS。

治疗原则：健脾补肾，调和阴阳。治疗：①中药补肾活血汤加减7剂。方药组成：菟丝子15g，山药15g，丹参15g，枸杞子15g，桑寄生15g，香附10g，益母草15g，杜仲15g，当归15g，牡丹皮10g，川芎10g，女贞子15g。每日1剂，水煎内服。②黄体酮胶囊100mg，每天口服2次，共5天；达英35（炔雌醇环丙孕酮片）

1片，每日口服1次，共21天。③埋针治疗1次，温灸罐1次，祛风足浴散3次。

二诊：2020年4月1日，病史同前，末次月经2020年3月27日，现第6天，无特殊不适，纳寐可，二便调。舌红苔黄，脉细。治疗：①中药四五六汤加减7剂。方药组成：茯苓15g，熟地黄15g，白术10g，枸杞子15g，菟丝子15g，桑寄生15g，续断10g，赤芍10g，杜仲15g，覆盆子15g，当归10g，黄芪15g，牡丹皮10g，山茱萸15g，山药15g，甘草6g。每日1剂，水煎内服。②埋针治疗1次，脐灸1次。

三诊：2020年4月11日，现第16天，无特殊不适，纳寐可，二便调。舌淡红苔薄白，脉细。治疗：①中药上方加减7剂。方药组成：上方去熟地黄、茯苓。每日1剂，水煎内服。②外治同前。③计划促排卵治疗。

四诊：2020年4月24日，末次月经2020年4月23日，现第2天，经量可，色红，无血块，无痛经，纳寐可，二便调。舌红苔黄，脉滑。治疗：①中药温经汤加减7剂。方药组成：桂枝8g，当归12g，艾叶12g，党参12g，白芍12g，陈皮8g，枳壳12g，丹参10g，炙甘草6g，益母草15g，香附8g，川芎10g。每日1剂，水煎内服。②来曲唑片2.5mg，每天口服1次（4月27日开始服用）。③中药敷药治疗（促卵泡贴）5天；耳针疗法1次。④5月2日复查B超检测卵泡情况。

五诊：2020年5月2日，现第10天，B超提示：内膜3.4mm，Lof：7mm×7mm，Rof：7mm×6mm。纳寐可，二便调。舌淡苔白，脉细。治疗：①中药补肾活血汤加减3剂，每日1剂，水煎内服。②外治同上继续3天。

六诊：2020年5月5日，现第13天，B超提示：内膜3mm，Lof：8mm×7mm，Rof：6mm×7mm。治疗：①中药四五六方加减3剂。每日1剂，水煎内服。②注射用尿促性素75U，每天肌内注射1次，共3天。③埋线治疗1次，温灸罐1次。④5月8日复查监测卵泡情况。

七诊：2020年5月8日，现第16天，B超提示：内膜5mm，LOF：11mm×9mm，ROF：11mm×9mm。治疗：①继续中药上方2剂，②注射用尿促性素75U，每日肌内注射1次，共3天，③5月11日复查监测卵泡情况。

八诊：2020年5月11日，现第19天，B超提示：内膜5.3mm，LOF：15mm×11mm，ROF：17mm×13mm。下腹部隐胀，纳寐可，二便调。舌淡，苔白，脉细。治疗：①补佳乐3mg，每日口服2次，共21天。②电针治疗1次，中频脉冲治疗1次。③5月13日复查监测卵泡情况。

九诊：2020年5月13日，现第21天，B超提示：内膜5.3mm，LOF：21mm×16mm，ROF：22mm×14mm。纳寐可，二便调。舌淡苔白，脉细。治疗：①中药补肾活血汤加减 3 剂。每日 1 剂，水煎内服。②注射用绒促性素 5000U，即刻皮下注射 1 次。③电针治疗 1 次，穴位注射 1 次。④5 月 16 日复查监测卵泡情况。

十诊：2020 年 5 月 16 日，现第 24 天，B 超提示：内膜 4.4mm，ROF：28mm×26mm。纳寐可，二便调。舌淡苔黄，脉细。治疗：①中药补肾活血汤加减 7 剂。每日 1 剂，水煎内服。②胎盘口服液 10ml，每日口服 3 次，共 10 支。③穴位贴敷治疗 3 天。

十一诊：2020 年 5 月 23 日，现第 31 天，现无特殊不适，纳寐可，二便调。舌淡，苔黄，脉细。治疗：①中药补肾活血汤加减 7 剂。每日 1 剂，水煎内服。②胎盘口服液 10ml，每日口服 3 次，共 20 支。③穴位贴敷治疗 7 天。

十二诊：2020 年 5 月 29 日，患者诉停经 1 月余，时有小腹隐痛，偶有尿频，纳可，寐一般，每日大便 1～2 次。今日检测：血 HCG 517.4mIU/ml，E_2 1114.66pg/ml，P > 40ng/ml。西医诊断：先兆流产？中医诊断：胎动不安（肾虚证）。处理：建议住院保胎治疗。随访：患者经住院保胎治疗后，症状平稳，无阴道流血、腰酸、腹痛、恶心呕吐等不适，出院后继续门诊调理至建卡产检，过程顺利。

按：本病为不孕症典型案例，患者不孕 3 年余，既往曾诊断"PCOS"，且双侧输卵管通而不畅，周期促排 2 次未孕，卵巢、输卵管的基础条件较差，导致月经周期、排卵异常。本案例诊疗方案采取中西医药物结合治疗方式，结合患者红外热像检测明确体质类型，按照体质调理。患者既往月经不规则，现停经 1 月余，在未检测内分泌指标情况下难以判断所处月经周期，且生育要求强烈；治疗上予西药促经来潮，中药补肾活血汤健脾补肾活血，中医外治予埋针治疗、温灸罐通经络、温阳补肾健脾；经治疗，患者下一周期月经正常来潮，中药内服采用中医周期疗法，按月经周期气血阴阳转化规律，月经期予温经汤温经散寒、养血祛瘀，结合西药促排疗法；卵泡期血海空虚，冲任不足，予自拟四五六汤加减、调补脾肾，为促排卵治疗奠定基础，外治予埋线治疗、脐灸温补脾肾阳气；卵泡期开始结合促排针剂，密切规律结合 B 超监测排卵情况，调整药物剂量及外治方式，喜得妊娠。全周期治疗思路以补肾健脾、活血养血为主，行经期予温经汤排出应泄之经血，去除陈旧的瘀浊，以利于新周期的开始，经后期予自拟四五六汤，养血填精、调摄脾肾以养卵滋养内膜，经间期补肾活血汤加减，养血活血补肾，促卵排出。本例中西医结合，疗程短，效果显著，值得借鉴。

（钟义惠　来玉芹）

第十四章 失眠

一、西医概述

1.定义

失眠症是以频繁而持续的入睡困难和（或）睡眠维持困难并导致睡眠感不满意为特征的睡眠障碍。失眠症可孤立存在或与精神障碍、躯体疾病或物质滥用共病，可伴随多种觉醒时功能损害。失眠症分为慢性失眠症、短期失眠症及其他类型的失眠症。其他类型的失眠症仅在患者不能满足慢性和（或）短期失眠症的情况下作出诊断，需慎重诊断。与慢性失眠症相比，短期失眠症的诊断不要求病程≥3个月以及频度≥3次/周。

2.诊断标准

（1）辅助检查：

①昼夜内分泌激素的变化：生长激素、甲状腺激素、肾上腺激素、血糖等。

②必要的神经递质检查：包括前列腺（PGD2）、5-羟色胺（5-HT）、去甲肾上腺素、一氧化氮（NO）、γ-氨基丁酸（GABA）等。

③多导睡眠图（PSG）检查：包括心电图（ECG）、呼吸、血压、脉搏、睡眠结构图、REM睡眠所占的百分比、NREM睡眠所占的百分比、血氧饱和度、脑电图（EEG）、眼球运动、肌电图、鼾声频谱分析等。

④量表检查：阿森斯（Athens，AIS）失眠量表、匹兹堡睡眠质量指数量表、失眠症临床观察调查表（SPIEGEL量表）。

（2）慢性失眠症诊断标准如下，且标准①～③都必须满足：

①患者报告，患者父母或照顾者观察到患者存在下列1条或以上：入睡困难；睡眠维持困难；比期望的起床时间醒来早；在适当的时间点不肯上床睡觉；没有父母或照顾者干预难以入睡。

②患者报告，患者父母或照顾者观察到患者存在下列与夜间睡眠困难相关的1条或以上：疲劳或萎靡不振；注意力、专注力或记忆力下降；社交、家庭、职业或学业等功能损害；情绪不稳或易激惹；日间瞌睡；行为问题（比如活动过度、冲动或攻击性行为）；动力、精力或工作主动性下降；易犯错或易出事故；对自己的睡眠质量非常关切或不满意。

③患者报告，患者父母或照顾者观察到患者存在下列1条或以上：这些睡眠/觉醒

主诉不能完全由不合适的睡眠机会（如充足的睡眠时间）或环境（如黑暗、安静、安全、舒适的环境）解释；这些睡眠困难和相关的 Et 间症状至少每周出现 3 次；这些睡眠困难和相关的日间症状持续至少 3 个月；这些睡眠困难和相关的日间症状不能被其他的睡眠障碍更好地解释。

3. 鉴别诊断

失眠可以作为独立疾病存在（失眠症），也可以与其他疾病共同存在（共病性失眠症）或是其他疾病的症状之一。同时，需要区别单纯性失眠症、共病性失眠症或失眠症状。

（1）生理性睡眠障碍：可见于出差、倒时差、轮班、坐车船、光线太强、噪声、异常气味的刺激、环境影响（战争、风雨雷电等）、吸烟、饮用兴奋性饮料等。

（2）躯体疾病：包括神经系统疾病、内分泌疾病、心血管疾病、呼吸系统疾病、消化系统疾病、泌尿生殖系统疾病、肌肉骨骼系统疾病等所致的失眠症状。

（3）精神障碍：抑郁症患者可出现情绪低落、兴趣减退、精神运动性迟滞等核心症状；双相情感障碍可出现抑郁和躁狂症状；焦虑症患者除了有典型的焦虑、恐惧、担心，还常伴有心慌、呼吸加快等自主神经症状。此外，其他的精神障碍也是失眠常见的原因。

（4）精神活性物质或药物：抗抑郁药物、中枢兴奋性药物、心血管药物、麻醉性镇痛药、平喘药等药物，以及酒精和烟草等均可诱发失眠。

二、中医概述

1. 定义

失眠，中医学中称为"不寐""目不瞑""不得眠""不得卧"，但内容含义并不完全一致，现代中医学与现代医学称谓相同。其中，不寐是指患者不能闭目睡眠，但不得卧则不是专指失眠，而是指因病不能平卧，从本质上说是其他疾病导致的睡眠障碍。

中医学认为，失眠的病因主要有外邪所感，七情内伤，思虑劳倦太过或暴受惊恐，亦可因禀赋不足，房劳久病或年迈体虚所致。其主要病机是阴阳、气血失和，脏腑功能失调，以致神明被扰，神不安舍。

2. 诊断标准

（1）临床表现：失眠以睡眠时间不足，睡眠深度不够及不能消除疲劳、恢复体力与精力为主要证候特征。其中睡眠时间不足者可表现为入睡困难，夜寐易醒，醒后难以再睡，严重者甚至彻夜不寐。睡眠深度不够者常表现为夜间时醒时寐，寐则不酣，或夜寐梦多。深度睡眠时间不足和睡眠质量不高，致使醒后不能消除疲劳，表现为头晕、头痛、神疲乏力、心悸、健忘，甚至心神不宁等。由于个体差异，对睡眠时间和质量的要求亦不相同，临床判断失眠不仅要根据睡眠的时间和质量，更重要的是以能否消除疲劳、恢复体力与精力为依据。

（2）诊断依据：凡是以不易入睡，睡中易醒，甚至彻夜难眠为主要临床表现，均可诊断为失眠。此外，还可参考下列证据进行诊断：常因失眠而产生疲劳、倦怠、乏力、不思饮食、工作能力下降等症状；临床检查未见器质性病变，多导睡眠图检查可见睡眠结构紊乱表现。必要时可以结合睡眠量表、有关生物化学检查加以确立，但要注意排除郁证等疾病所导致的睡眠障碍。

3. 鉴别诊断

失眠（不寐）应与脏躁、烦躁、胸痹、头痛、郁证相鉴别。

（1）失眠与脏躁：失眠的难以入睡与脏躁严重者的难以入睡很相似。但失眠以彻夜难睡或自觉不易入睡为主，心烦不安多为兼症；脏躁以烦躁不安、哭笑无常为主症，睡眠不安为兼症。失眠多为外感病邪、内伤阴血不足、脑失所养、心肾不交等所致；而脏躁多有精神因素，为忧愁思虑过度、情绪抑郁、积久伤心、脑神失养，或产后亡血伤精、心脾阴亏，上扰脑神所致。

（2）失眠与烦躁：二者均有烦躁和失眠，也可有同样的病因，失眠所兼的烦躁常发生在失眠以后；而烦躁所伴见的失眠，多是先有烦躁，而后失眠。

（3）失眠与胸痹：失眠与胸痹均可有心烦、失眠的表现。但单纯失眠多与精神情志因素有关，而胸痹的失眠多发生在患病后，情绪过于紧张，并有胸中窒闷疼痛的感觉。

（4）失眠与头痛：失眠严重时，常因大脑得不到休息，而出现头痛，这种头痛无明显的规律和固定的部位，而头痛可由各种原因引起，常有固定的部位，疼痛表现多样，经过睡眠头痛明显减轻。

（5）失眠与郁证：郁证为情志抑郁之病证，临床表现可见精神恍惚，精神不振，多疑善虑，失眠多梦，久则神思不敏，遇事善忘，神情呆滞。失眠在郁证中是兼症，病情表现比较轻。而失眠症则以失眠为主症，其余症状多是伴发症状。

三、辨证分型

本病的辨证要点有二：一是辨中心证候。本病的证候特征为经常不能获得正常睡眠，表现为睡眠时间的减少或睡眠质量不高，或不易入睡，或睡眠不实，睡后易醒，醒后不能再睡，或时寐时醒，甚至彻夜不眠。辨脏腑失眠的主要病位在心，由于心神失养或不安，神不守舍而失眠，但与肝、胆、脾、胃、肾的阴阳气血失调相关。二是辨虚实。一般病程较短，舌苔腻，脉弦、滑、数者多以实为主；而病程较长，反复发作，舌苔较薄，脉细、沉、弱或数而无力者，多以虚为主。

1. 肝郁化火证

（1）主要证候：突发失眠，性情急躁易怒，心烦不能入睡，或入睡后多梦惊醒；胸胁胀闷，善太息，口苦咽干，目赤，小便黄，大便秘结；舌质红，苔黄，脉弦数。

（2）证候分析：忧怒伤肝，肝失条达，气郁化火，上扰心神则不寐；肝气犯胃则不思饮食；肝郁化火则急躁易怒；肝火乘胃，胃热则口渴喜饮；火热上扰，故目赤口苦；小便黄赤，大便秘结；舌红，苔黄，脉弦数，均为热象。

2. 痰热内扰证

（1）主要证候：失眠时作，恶梦纷纭，易惊易醒；头目昏沉，脘腹痞闷，口苦心烦，饮食少思，口黏痰多；舌质红，苔黄腻或滑腻，脉滑数。

（2）证候分析：宿食停滞，积湿成痰，因痰生热，痰热上扰则心烦不寐；痰湿壅遏于中，气机不畅，胃失和降，故见胸闷，恶食嗳气或呕恶；清阳被蒙，故头重目眩；苔黄腻，脉滑数均为痰热、宿食内停之征。

3. 阴虚火旺证

（1）主要证候：虚烦不眠，入睡困难，夜寐不安，甚则彻夜难眠；手足心热，盗汗，口干少津，健忘耳鸣，腰酸梦遗，心悸不安；舌质红，少苔，脉细数。

（2）证候分析：肾阴不足，不能上交于心，心肝火旺，虚热扰神，故心烦不寐，心悸不安；肾精亏耗，髓海空虚，故头晕，耳鸣，健忘；腰府失养则腰酸；精关不固，故而梦遗；口干津少，五心烦热；舌红，脉细数，均为阴虚火旺之象。

4. 胃气失和证

（1）主要证候：失眠多发生在饮食后，脘腹痞闷；食滞不化，嗳腐酸臭，大便臭秽，纳呆食少；舌质红，苔厚腻，脉弦或滑数。

（2）证候分析：本证多因饮食痰浊壅滞胃中，妨碍阴阳上下交通，浊气循胃络上逆扰心而致睡卧不安；痰食停滞，中焦气机升降失和，则见胃脘不适，纳呆嗳气，腹胀肠鸣，大便不爽或便秘；苔黄腻、脉沉滑，均为痰食停滞之象。

5. 瘀血内阻证

（1）主要证候：失眠日久，躁扰不宁，胸不任物，胸任重物，夜多惊梦，夜不能睡，夜寐不安；面色青黄，或面部色斑，胸痛、头痛日久不愈，痛如针刺而有定处，或呃逆日久不止，或饮水即呛，干呕，或内热瞀闷，或心悸怔忡，或急躁善怒，或入暮潮热；舌质暗红、舌面有瘀点，唇暗或两目黯黑，脉涩或弦紧。

（2）证候分析：瘀致病，血络瘀滞，心脉受阻，心神失养，阳不入阴，神不守舍，而致入眠不易，梦中惊魇；病致瘀，多为顽固性不寐迁延日久，邪气扩散，由气传血，由经入络，即"久病必瘀"。瘀阻已成，内扰心神，外现血瘀之征象。

6. 心火炽盛证

（1）主要证候：心烦难眠，五心烦热；头晕耳鸣，口舌生疮，口干腰酸，梦遗滑精；舌质红，苔干，脉细数。

（2）证候分析：心火炽盛，内扰于心，神不守舍，则为发热、心烦、失眠；火邪伤津，故口渴，便秘，尿黄；火热炎上，则面赤，舌尖红绛；气血运行加速，则脉数有力。

7. 心脾两虚证

（1）主要证候：头蒙欲睡，睡而不实，多眠易醒，醒后难以复寐；心悸、健忘，神疲乏力，纳谷不香，面色萎黄，口淡无味，食后作胀；舌质淡，苔白，脉细弱。

（2）证候分析：心脾亏虚，血不养心，神不守舍，故多梦易醒，健忘，心悸；气血亏虚，不能上奉于脑，清阳不升，故头晕目眩；血虚不荣，故面色少华，舌淡；脾失健运，则饮食无味；血少气虚，故肢倦神疲，脉虚弱。

8. 心胆气虚证

（1）主要证候：心悸胆怯，不易入睡，寐后易惊；遇事善惊，气短倦怠；舌质淡，苔白，脉弦细。

（2）证候分析：心虚则心神不安，胆虚则善惊易恐，故多梦易醒，心悸善惊；气短倦怠，小便清长为气虚之象；舌淡，脉弦细，均为气血不足之表现。

9. 心肾不交证

（1）主要证候：夜难入寐，甚则彻夜不眠；心中烦乱，头晕耳鸣，潮热盗汗，男子梦遗阳痿，女子月经不调，健忘，口舌生疮，大便干结；舌红，少苔，脉细。

（2）证候分析：本证因肾阴不足，不能上交于心，心肝火旺，火性炎上，虚热扰神，心神不安则心烦不寐，入睡困难，睡梦纷纭，心悸不安；肾精亏耗，髓海空虚，故头晕耳鸣；腰府失养则腰膝酸软；精关不固则梦遗滑精；精亏血少则月经不调；口舌生疮，五心烦热，潮热盗汗；舌红，少苔，脉细数，均为阴虚火旺之象。

四、中药治疗

在补虚泻实、调整脏腑气血阴阳的基础上辅以安神定志是本病的基本治疗方法。实证宜泻其有余，如疏肝解郁，降火涤痰，消导和中。虚证宜补其不足，如益气养血，健脾，补肝，益肾。实证日久，气血耗伤，亦可转为虚证，虚实夹杂者，治宜攻补兼施。安神定志法的使用要结合临床，分别选用养血安神、镇惊安神、清心安神等具体治法，并注意配合精神治疗，以消除紧张焦虑，保持精神舒畅。

（一）实证

1. 肝郁化火证

（1）治疗法则：疏肝解郁，清热化火。

（2）方药：龙胆泻肝汤（《卫生宝鉴》）加减。

（3）方药组成：龙胆草、生栀子、黄芩、醋柴胡、生地黄、车前子（包煎）、泽泻、灯心草、淮山药、煅磁石（先煎）、当归、生甘草、人参、天门冬、黄连、知母等。

2. 痰热内扰证

（1）治疗法则：化痰清热，和中安神。

（2）方药：温胆汤（《备急千金方》）加减。

（3）方药组成：竹茹、枳实、陈皮、清半夏、云茯苓、生姜、大枣、焦槟榔、生甘草。

3. 阴虚火旺证

（1）治疗法则：滋阴降火，清热安神。

（2）方药：黄连阿胶汤（《伤寒论》）加减。

（3）方药组成：黄连、阿胶、鸡子黄、白芍、生姜、大枣、牡丹皮、地骨皮、黄芩。

4. 胃气失和证

（1）治疗法则：消食导滞，和胃降逆。

（2）方药：保和丸（《丹溪心法》）。

（3）方药组成：神曲、焦山楂、茯苓、清半夏、陈皮、莱菔子、藿香、佩兰、连翘、紫苏叶、川厚朴、甘草。

5. 瘀血内阻证

（1）治疗法则：活血化瘀，通经活络。

（2）方药：血府逐瘀汤（《医林改错》）。

（3）方药组成：当归、生地黄、桃仁、红花、川芎、柴胡、桔梗、川牛膝、枳实、赤芍、甘草、牡丹皮、香附。

6. 心火炽盛证

（1）治疗法则：清心泻火，养血安神。

（2）方药：导赤汤（《小儿药证直诀》）合交泰丸（《韩氏医通》）加减。

（3）方药组成：生地黄、木通、黄连、肉桂、茯神、夜交藤、杭菊花、白芷。

（二）虚证

1.心脾两虚证

（1）治疗法则：益气健脾，养心安神。

（2）方药：人参归脾汤（《正体类要》）。

（3）方药组成：人参、白术、黄芪、当归、远志、酸枣仁、茯神、木香、龙眼肉、生姜、大枣、甘草。

2.心胆气虚证

（1）治疗法则：益气养心，镇静安神。

（2）方药：安神定志丸（《医学心悟》）。

（3）方药组成：人参、茯苓、柏子仁、远志、当归、酸枣仁、石菖蒲、乳香、琥珀粉。

3.心肾不交证

（1）治疗法则：交通心肾，补血安神。

（2）方药：交泰丸（《医方集解》）合天王补心丹（《摄生秘剖》）。

（3）方药组成：生地黄、玄参、丹参、人参、茯苓、远志、五味子、桔梗、柏子仁、黄连、肉桂、莲子心。

五、中医外治

（一）针灸疗法

（1）体针。

主穴：神门、三阴交、百会；辅穴：四神聪。

①心胆气虚证：心俞、胆俞、膈俞、气海，补法；神庭、四神聪、本神、神门、三阴交，平补平泻法。

②肝火扰心证：肝俞、行间、大陵、合谷、太冲、中脘、丰隆、内关，以泻为主；神庭、四神聪、本神、百会、神门、三阴交，平补平泻法。

③痰热扰心证：太冲、丰隆，泻法；神庭、四神聪、本神、神门、三阴交，平补平泻法。

④胃气失和证：中脘、足三里、阴陵泉、内关、神庭、四神聪、本神、神门、三阴交，平补平泻法。

⑤瘀血内阻证：肝俞、膈俞、血海、三阴交，以泻为主；神庭、四神聪、本神、神门、三阴交，平补平泻法。

⑥心脾两虚证：心俞、厥阴俞、脾俞、太冲、太白、中脘、足三里、神门、神庭、四神聪、本神、三阴交，平补平泻法。

⑦心肾不交证：心俞、肾俞、照海、太溪、神庭、四神聪、本神、神门、三阴交，平补平泻法。

（2）皮内针：在心俞、肾俞穴埋入皮内针，可单侧或双侧埋之，取皮内针或5分细毫针刺入穴中，使之有轻度酸胀感，3日换1次，注意穴位清洁。

（3）耳针：取皮质下、心点、脾点、神门等耳穴，埋压王不留行籽或绿豆。中等刺激，使患者有胀感，每日自行按摩数次，3～5日换压1次。常用穴：皮质下、交感、神门、枕、心、脾、肝、肾等耳穴。随证加减：早醒加垂前。

在穴位处寻找敏感压痛点，用胶布贴生王不留行籽，嘱患者每日自行按压4～6次，每次10～15下，以穴位局部疼痛，发热，有烫感为佳。隔日换贴1次，双耳交替选用，10次为1个疗程。

（4）皮肤针（梅花针）：梅花针叩刺配合常规针刺治疗失眠症，可取得满意的临床疗效。通常叩刺百会、四神聪、印堂、安眠、内关、神门等穴。

（5）电针：取百会、印堂、足三里、阳陵泉、内关、三阴交、四神聪穴。穴位常规消毒，选用28号1.5寸毫针，刺入深度不超过1寸，进针得气后，行快速小角度捻转1min，接上电针仪，选择连续波频率为5.0～6.0Hz，电流强度以患者能耐受为准，通电30min，去电后留针1～2h。针灸每日1次，4周为1个疗程。

（6）穴位埋线疗法：使用穴位埋线治疗失眠症，选取三阴交穴、心俞穴、脾俞穴、肝俞穴及肾俞穴进行埋线，治疗效果显著。

（二）其他疗法

（1）刮痧疗法：即用刮痧板，在下列俞穴部位进行刮痧治疗。

头颈部：太阳穴、额旁、额顶带后1/3，顶颞后斜下1/3（双侧）；胆经的双侧风池穴；奇穴之四神聪、安眠穴。

背部：膀胱经之双侧心俞、脾俞、肾俞。

上肢：心经之双侧神门穴。

下肢：脾经之双侧三阴交穴。

（2）按摩疗法：可以舒通经脉、缓急止痛，同时也有助于改善睡眠。常用按摩取穴有：头部印堂、神庭、睛明、攒竹、太阳、角孙、风池等穴；腹部选中脘、气海、关元、天枢等穴；腰部选心俞、肝俞、脾俞、胃俞、小肠俞、肾俞等穴；四肢选内关、大陵、神门、足三里、丰隆、三阴交等穴。方法：头部可采用一指禅推法、揉法、抹法、按法、扫散法、拿法；腹部多采用摩法、按法、揉法；背部可沿脊柱两侧滚、揉或直擦、横擦，重点揉按背俞穴；四肢穴位多用按法、揉法。

（3）拔罐疗法：温灸罐、扶阳罐选足太阳膀胱经背部侧线，用火罐自上而下走罐，以背部潮红为度。功效是泻心火，助安眠。每周1次，4次为1个疗程。

（4）放血疗法：失眠可循背部心区、肝区等处寻找反应点放血。5～7日1次，3次为1个疗程。

（5）灸法：督脉灸被称为"灸中之皇"，结合腹部铺灸，可升一身之阳气，对于阳虚寒证失眠者尤佳。可每日灸或隔日灸，督脉灸为每周1次，4次1个疗程。

（6）贴敷疗法：可选用安神散（方药组成为红景天、沉香、郁金、远志、石菖蒲等）贴敷神阙、内关、涌泉穴，可促进睡眠。每日1次，3周为1次疗程。

（7）足疗：人的足底的穴位映射人体大脑部位，也就是说失眠可以通过按压相应的穴位来治疗和改善失眠的状况。足部按摩取主要反应区、足部脑血管区、大脑区、失眠区。中药足浴能刺激足部穴位，增强血脉运行，调理脏腑，舒通经络，增强新陈代谢，从而达到强身健体祛除病邪的目的。

（8）芳香疗法：药枕要根据季节的不同定期更换枕芯。春天阳气升发，万物复苏，人亦随之而气升，可选用桑叶青蒿枕，以舒达肝气；夏季炎热，人易汗出，可选菊花蚕砂枕，以清热除烦，安神助眠。秋季应选清凉枕，以绿豆枕清燥泻火。冬季宜选灯心枕，以透郁热而利尿。

六、西医治疗

1. 药物治疗

推荐用药顺序：

①短、中效的苯二氮䓬受体激动剂（BzRAs）或褪黑素受体激动剂（如雷美替胺）。

②其他BzRAs或褪黑素受体激动剂。

③具有镇静作用的抗抑郁剂（如曲唑酮、米氮平、氟伏沙明、多塞平），尤其适用于伴有抑郁和（或）焦虑症的失眠患者。

④联合使用BzRAs和具有镇静作用的抗抑郁剂。

⑤处方药如抗癫痫药、抗精神病药不作为首选药物使用，仅适用于某些特殊情况和人群。

⑥巴比妥类药物、水合氯醛等虽已被美国食品药品监督管理局（FDA）批准用于失眠的治疗，但临床上并不推荐应用。

⑦非处方药如抗组胺药常被失眠患者用于失眠的自我处理，临床上并不推荐使用。此外，食欲素受体拮抗剂中的苏沃雷生（Suvorexant）已被FDA批准用于失眠

的治疗。

2. 物理疗法

应用较多的是重复经颅磁刺激疗法。重复经颅磁刺激（rTMS），是指以固定频率和强度连续作用于某一脑区的经颅磁刺激。低频（≤1Hz）rTMS 能够抑制大脑皮质的兴奋性。对健康人的研究发现其能够增加慢波睡眠的波幅，加深睡眠深度，增强记忆，有助于机体恢复。国内已经有较多 rTMS 治疗失眠症的报道，认为该技术是治疗慢性失眠症的有效手段。超声波疗法、音乐疗法、电磁疗法、紫外线光量子透氧疗法、低能量氦氖激光都有用于治疗失眠有效的报道，但都缺乏设计严谨的临床试验来证实。

3. 音乐疗法

轻柔舒缓的音乐可以使患者交感神经兴奋性降低，焦虑情绪和应激反应得到缓解，也有将患者的注意力从难以入眠的压力中分散出来的作用，这可以促使患者处于放松状态，从而改善睡眠。

4. 催眠疗法

可以增加患者放松的深度，并通过放松和想象的方法减少与焦虑的先占观念有关的过度担忧，以及降低交感神经兴奋性。

七、预防与调摄

（一）预防

《内经》云："恬淡虚无，真气从之，精神内守，病安从来。"因此保持经常性的乐观情绪，心胸开阔，控制情志过激，不作非分之想，对预防失眠有重要意义。另外保持经常性的体育锻炼，练气功或太极拳、太极剑，生活规律，劳逸结合，对预防失眠亦十分重要。

本病病程较长，治愈后易复发，因此应注意康复治疗。一般可将原用有效方药制成丸剂，继续服用几周，以巩固疗效。注意去除或避免原来的病因或诱因，加强意志锻炼，保持心情舒畅；每日应参加适当的体力劳动，加强体育锻炼，增强体质；积极参加怡情养性的文艺活动，有助于调节心神，也可配合气功如香功、静功等，还有太极拳、太极剑等辅助治疗，促进康复。

（二）调摄

本病证为心神失舍所致。护理应注意消除患者的顾虑和紧张情绪，劝其消除烦恼，使其树立信心配合治疗。积极帮助患者寻找失眠的相关因素，祛除不良影响，养成豁

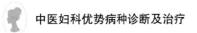

达、乐观的生活态度。早睡早起，按时作息，睡前宽衣解带，不吸烟，不饮浓茶、咖啡及酒等，不吃零食，养成良好的生活习惯。

（黄菊　来玉芹）

参考文献

［1］　张玉珍.中医妇科学［M］.北京：中国中医药出版社，2007.

［2］　刘敏如，谭万信.中医妇产科学［M］.北京：人民卫生出版社，2011.

［3］　王启才.针灸治疗学［M］.北京：中国中医药出版社，2007.

［4］　谢幸，孔北华，段涛.妇产科学［M］.北京：人民卫生出版社，2018.

［5］　石学敏.针灸学［M］.北京：中国中医药出版社，2007.

［6］　曹泽毅.中华妇产科学［M］.北京：人民卫生出版社，2014.

［7］　谢幸，苟文丽.妇产科学［M］.北京：人民卫生出版社，2013.

［8］　毛越，江花.近20年子宫脱垂针灸治疗的研究进展［J］.内蒙古中医药，2017（4）：142-143.

［9］　周仲瑛.中医内科学［M］.北京：中国中医药出版社，2007.

［10］　王永炎，鲁兆麟.中医内科学［M］.北京：人民卫生出版社，1999.

［11］　中国中医科学院失眠症中医临床实践指南课题组.失眠症中医临床实践指南（WHO/WPO）［J］.世界睡眠医学杂志，2016，3（1）：8-25.

［12］　刘帅，张斌.《中国失眠障碍诊断和治疗指南》解读［J］.中国现代神经疾病杂志，2017，17（9）：633-638.